U0338956

营养治病

随身查

张明 编著

天津出版传媒集团

天津科学技术出版社

图书在版编目（CIP）数据

营养治病随身查 / 张明编著 . —天津：天津科学技术出
版社，2013.11（2024.4 重印）

ISBN 978-7-5308-8527-7

Ⅰ . ①营… Ⅱ . ①张… Ⅲ . ①食物疗法 Ⅳ . ① R247.1

中国版本图书馆 CIP 数据核字（2013）第 275858 号

营养治病随身查
YINGYANG ZHIBING SUISHENCHA

策划编辑：杨　譞
责任编辑：孟祥刚
责任印制：刘　彤

出　　版：	天津出版传媒集团 天津科学技术出版社
地　　址：	天津市西康路 35 号
邮　　编：	300051
电　　话：	（022）23332490
网　　址：	www.tjkjcbs.com.cn
发　　行：	新华书店经销
印　　刷：	鑫海达（天津）印务有限公司

开本 880×1230　1/64　印张 5　字数 180 000
2024 年 4 月第 1 版第 2 次印刷

定价：58.00 元

营养关乎健康。合理营养，既可祛病健体，还可延年益寿，甚至可避免因病服药所带来的种种难以预测的后果。两千多年前的西方医学之父就告诫说："要让食物成为您的药物，而不要让药物成为您的食物。"

今日社会，一方面，人们对生命及生存质量的要求日渐提高，不仅渴望无疾，而且企盼长寿、健康，能享受生活；而另一方面，快速丰盛起来的餐桌，尽管能满足人们一时之口腹之欲，却也带来了一系列新的健康问题。常见的、让人唯恐避之不及的诸如肿瘤、冠心病、高血压等，无不与饮食营养不当有关。于是，人们开始重新考虑饮食营养问题。

营养治病，实质是强调饮食的针对性，要能做到"看人下菜碟儿"。和药物防治疾病一样，在营养方面，也要做到"善因用膳""辨证用膳"。孙思邈说：

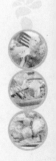

1

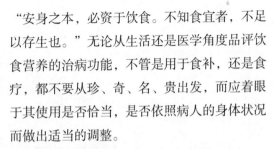

　　"安身之本，必资于饮食。不知食宜者，不足以存生也。"无论从生活还是医学角度品评饮食营养的治病功能，不管是用于食补，还是食疗，都不要从珍、奇、名、贵出发，而应着眼于其使用是否恰当，是否依照病人的身体状况而做出适当的调整。

　　《营养治病随身查》是一本指导人们如何根据自身状况选用恰当的食物调理身体的书。全书收集了包括谷物、蔬菜、水果、肉类、水产以及中药材等64种常见食物，并依据医药学理论将这些食物按自身的不同功能划分为清热、补气、补血、理气等部分。每一部分对食物的介绍，都是以其中西医药用价值为出发点，以其主打的营养功能为切入点，为读者详述在该营养功能的作用下，这种食物具有哪些治病功效；同时为读者提供多道相关的治病食谱，简单方便、安全有效，希望读者在营养治病的同时，还可以品尝美味，从而能够更好地防治疾病，强身健体，享受生活。

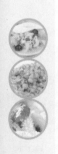

目录

黄豆（豆腐） 治病的"植物肉"

黑芝麻 抗衰老的营养源

冬瓜 食疗减肥佳品

芹菜 延年益寿菜

芦荟　家庭保健神

银耳　长生不老药

香蕉　水果中的"脑黄金"

猕猴桃　水果金矿

③ 第三篇 最能补气的八种营养食物

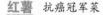

第四篇 最能补血的六种营养食物

补血止血，治疗出血性疾病 /148

当归 血家圣药

补血生肌，消除外科炎症 /150

活血化淤，防治脑缺血损伤 /151

补血活血，预防血栓 /151

补血润燥，治疗贫血 /152

养血润肠，缓解便秘 /152

⑤ 第五篇 最能理气的六种营养食物

荞麦 净肠草

理气健脾，防治癌症 /155

疏肝理气，抑制高血压 /156

理气宽胸，预防糖尿病并发症 /156

活血理气，预防脑中风 /157

健脾利水，治疗肾炎 /158

豌豆 养生豆

理气疏肝，治疗乳痈 /160

行气通肠，缓解便秘 /161

理气活血，美化肌肤 /161

甘蓝 紫色良蔬

理气益中，防癌抗癌 /163

理气通络，治疗高血压 /163

理气健脾，治疗胃及十二指肠溃疡 /164

第六篇　最能理血的六种营养食物

金针菜　安和五脏忘忧草

山楂　降脂消食佳品

蟹　养生鲜品之尊

黄酒　液体黄金

醋 百药之长

⑦ 第七篇　最能滋阴的六种营养食物

苹果 治病第一药

乌鸡 禽中黑宝

鸡蛋 蛋白质的营养库

牡蛎 *海洋牛奶*

燕窝 *东方鱼子酱*

牛奶 *白色的血液*

 第八篇　最能助阳的六种营养食物

核桃 *大力士食品*

第九篇　最能祛湿的六种营养食物

玉米　黄金谷物

薏米　生命健康之禾

赤豆　心之谷

南瓜　特效保健"金瓜"

⑩ 第十篇　最能安神的六种营养食物

莲子　水上人参

百合　吉祥健康使者

鹌鹑蛋　卵中佳品

黄鱼　圣品家鱼

第一篇

病不是治好的，而是养好的

◎ 现代"病"只是病征，深层原因是身体失衡

◎ 营养治病，千百年来屡试不爽

◎ 营养治病必须知道的九种机理

现代"病"只是病征，深层原因是身体失衡

头痛、鼻敏感、高血压、失眠、胃痛、腹泻、便秘……这些都是现代人公认的"病"，一旦发生，许多人就会立即采取行动，力图一举消灭疾病。例如：头痛，就吃止痛药，切断神经传导，令病人不再有痛的感觉；鼻敏感，就吃抗敏感药；发烧就吃退烧药；咳嗽就喝止咳水。而对于那些已经病变的器官，则不惜"弃而远之"。例如：扁桃体经常发炎，就把它割掉；出现子宫肌瘤，就将器官割除……

在很多人看来，似乎只要"吃对药、割对部位"，这些病就可以治好，身体就会没事了。但事实上，真正的问题并没有得到解决，比如，病人感冒发烧，吃

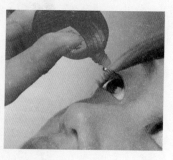

了退烧药很快便可退烧，看起来及时见效，可是如果病人的体质没有根本改善，那么很容易就会再次发烧，甚至药性一过马上又会感到不适。结果，唯有不断吃药，加强药性，而多吃药只会

令身体抵抗力更差，继而引发其他疾病，有病自然又要吃药，恶性循环由此而起。

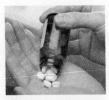

试想，现今的许多疾病，如失眠、皮肤病、高血压、心脏病等，都是怎样医治的？几乎都是长期依靠药物来控制病情的，比如高血压病，要靠吃降压药来调节血压；又如糖尿病，严重时必须依靠药物和打针来控制病情——这算不算是把病治好？

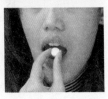

其实，现代人所谓的"病"都只是一种病征、一种信号，只是在告诉我们：身体机件有些故障，有些不对劲，该注意一下。而现代医学仅是将病征简单地等同于病因，因此治疗的重点就是把病征消除，所以说到底，治的只是病征，并不是真正的"病"！

那么，究竟什么是"病"？"病"又从何而来？

"病"使人感到不舒服或痛楚；

"病"令人的身体机能无法正常运作，或者运作有障碍；

"病"让人精神不振、疲倦、衰老，不能畅快享受生活；

……

关于"病"的定义和发生原因，从古至今，人们有着种种解释，不一而足。《黄帝内经·素问·刺法论篇》说："正气存内，邪不可干。"即是说，如果身体强健，病邪（即细菌病毒）便不能乘虚而入。而如果我们生病，即显示身体的正气不足，在某些方面失去了平衡。

由此可见，医病真正的重点不在于消除病征，而在于帮助病人强壮身体，加强病人的抵抗力，让身体自行调节，取得平衡，足以抵抗疾病，那么种种病征自然便会消除。这在感觉上成效较慢，若身体同时多个部位出现问题，要令身体恢复平衡更是需要一段时间，不是一时两刻可以做到的，但这却是必需的，所谓固本才能治标。

当然，急者治其标，对于一些急性疾病而言，例如急性肾炎、肺炎、盲肠炎等，最理想的还是先吃药将病情控制；或遇有外伤大量失血等情况，更是要马上入院止血、输血。

不过，你千万别以为这些病征消失了就等于没事了，必须明白的是，没有人会无缘无故地患上急性疾

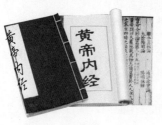

病，真正的原因还是基于身体本质的虚弱，致使病菌偷袭成功，所以，若不从本质入手，彻底增强自身体质，恐怕迟早会再次出事，比如急性肾炎转为慢性肾

炎。而对于外伤出血，更是要注意病后调养，以免机体因此失衡，引发其他疾病。

《黄帝内经·素问·四气调神大论篇》言："圣人不治已病治未病。"即是说明病未发生便应加注意。"上医治未病"是医病的最高境界，如果在万病缠身时再去治疗，有如临渴掘井，不单要承受很大的痛苦，更甚的可能没法医治。

有病治病属于较低层次，较高层次是将身体调理妥当，保养在一个最佳的状态，不让身体有病，即使有病，自身的抵抗力亦能应付。这样才是治病之法、养生之道。

营养治病，千百年来屡试不爽

说到"营养"，很多人都认为其为西方医学所独有。但事实上，"营养"一词并非外来语，宋代大文豪苏东坡《养生说》中即有"营养生者使之能逸而能劳"。"营养"在古代又作"荣养"，日本人如今仍沿用"荣养"一词。"荣"有荣盛、繁荣之义；"营"有经营、营造之义；"养"有养护、补养之义。"营养"系指机体摄取、消化、吸收和利用食物或养料，以维持正常生命活动的过程。

近百年来，西方医学传入中国，其中类似性质的学科"Nutriology"被译为"营养学"。而实际上，我国固

凡欲治疗，先以食疗，既食不愈，后乃用药尔。药性刚烈，犹若御兵。兵之猛暴，岂容妄发。

孙思邈·『千金药方』

有的饮食营养学最早源于夏朝，至今已有3000多年的历史。《黄帝内经·素问·平人气象论》言："人以水谷为本，故人绝水谷则死。"

饮食对于人体而言，如同空气、阳光般重要，是人体的命脉，是人体必不可缺的营养物质。女人在怀孕时要补充营养，叫作"一人吃，两人补"，坐月子的时候更要进补；一般人病愈后要进补，平时也要进补。

人体的各个器官互相联结为一，互相影响，一个器官虚弱，往往影响到其他器官的功能。如果几个器官同时虚弱，问题会更加复杂，病征亦更多。而要有效地保持身体的平衡状态，营养才是至关重要的。我们几天不进食，就会手软脚软，没精打采，同样，身体各器官若不能及时得到所需营养，就会变得虚弱，无法正常运作，身体机能也会出现故障，又怎能不生病？

俗话说："药补不如

食补"。孙思邈在《千金要方》中阐明，"凡欲治疗，先以食疗，既食不愈，后乃用药尔"，意思是最好利用饮食来保健强身，到迫不得已时才用药，原因是"药性刚烈，犹若御兵。兵之猛暴，岂容妄发"。

的确，现代医学的问题之一，就是过于轻易用药，须知用药有如调兵打仗，打仗难免有所损伤，即使能将敌人杀退，但自身也不可能全胜而退。可以说，若治病的重点是消除病征，为防病征再度出现，病者往往需要长期服药，而用药的剂量也越来越大，自然会对身体产生损害。

事实上，人们常吃的许多食物都可以入药，如芡实、莲子、扁豆、山药等，多吃不但无害，还能防治疾病、强身健体、延年益寿。《本草纲目》收集的药物有 1892 种，其中包括大量的食物，单是谷物、蔬菜、水果就有 300 多种，禽、兽、虫等也有 400 多种。

马王堆汉墓出土的医书《五十二病方》中也有大量食物入药的记载。《神农本草经》记载有 50 种左右的药用食物。《伤寒杂病论》中的食疗内容也很丰富，其中的当归姜羊肉汤、猪肤汤等，在现代仍是临床常用的食疗处方。唐代孟诜著有《食疗本草》，收集了本草食物 200 余种。

中国古籍中早就有"药食同源"的说法，将饮食营养与防病、治病两者密切联系起来，并以大量的实证清晰地阐述了食物的营养价值和治疗价值。《周礼》中就有食医的记载，强调"以五味、五谷、五药养其病"。周朝因此设有"食疗"的官员，专门负责以食治病。

《黄帝内经》在饮食治疗和养生方面亦有明确的治则。隋唐孙思邈的《备急千金要方》中列有食治篇，是现存最早有关饮食疗法的专述。宋代陈直的《养老奉亲书》对牛乳的食养有详细的说明。元代忽思慧的《饮膳正要》是我国第一部营养学专著，直到今天，在饮食搭配、合理进食和某些慢性疾病的治疗方面仍有指导意义。明清时期，食疗本草有了进一步发展，营养食疗的方法和方剂也愈来愈丰富多彩。

近年来，营养食疗的成果已被现代科学所证实，也被更多的人所接受。比如应用芹菜防治高血压；应用燕麦防治高脂血症；应用红枣防治贫血症；应用木耳防治眼底动脉出血症；应用百合、马齿苋、苦瓜等防治细菌和病毒性感染疾患等，都取得了相当好的效果。现代营养学流行的"功能性食物""保健食物""营养食物"等，将营养食疗理论发挥得更为完美，我们都应善用之。

营养治病，必须知道的九种机理

饮食营养治病，不是简单地针对个别病征或某个受影响的器官，而是从人的整体状态出发，从阴阳调和、表里虚实、气血运行等机理对症调节。例如头痛，要治的不是头部的不适，而是根据导致头痛的成因补充营养。如果头痛是因感冒所致，则要治感冒；如果是因体内有热所致，则要清热去火；如果是因身体虚弱所致，则要补气补血。

总的来说，营养治病的方法就是依照病人的身体状况而做出适当的调和，即不足的地方加以补足，过盛的，则要清泻，最终的目的是保持身体的平衡状态。具体来说，营养治病主要通过下述几种机理得以实现。

一、清热

清热，即运用寒凉性质的食物，通过泻火、解毒、凉血等作用治疗热证。正如《素问·至真要大论》所说，"热者寒之"。所谓热证，是一个很广泛的概念，它不仅指体温升高的发热，而且也泛指患者体温正常或接近正常时所出现的某些症状，如口干、咽燥、面红、目赤、大便干结、小便短赤、五心烦热、舌红苔黄等，都属于热证的范畴。

临床应用时，根据热证发病的部位、性质和病情发展的不同阶段，清热疗法又具体分为清热泻火、清热解毒、清热凉血、清热生津等不同治法。清热泻火适用于热在气分，属于实热的证候，常用食物为茭白、香椿叶、香蕉、粟米、茶叶等；清热解毒适用于时疫温病、热毒疮疡诸病，常用食物为绿豆、苦瓜、马齿苋、苋菜、黄瓜等；清热凉血适用于热入营血的证候，

9

常用食物为芹菜、茄子、黑木耳、藕等；清热生津适用于烦热口渴等症，常用食物为西红柿、甘蔗、西瓜、橄榄、豆腐等。

现代研究表明，清热食物可极大地调节机体的功能活动，呈现出广泛的治病功效。首先，绝大多数清热食物都能杀菌、抑菌，部分食物还有抗病毒、解毒消炎的功效，可增强机体免疫力或调节体温，降脂降压，利尿强心，甚至有抗 DIC（弥散性血管内凝血）、抗肿瘤等作用。

值得注意的是，清热类食物虽然宜于治疗热证，但此类食物性多寒凉，故寒性体质、虚寒证及产后妇女忌食。

二、补气

补气，是指运用温平性质的食物，通过补心气、补脾胃、补肺气等作用治疗气虚。气虚证常由饮食失调、年老体弱、久病所致，一般表现出脏腑功能衰退的证候。《黄帝内经》早就指出："百病生于气"，意思是许多疾病的发生都与人体气的运行有关。当人体发生气虚病变时，就容易出现疲倦乏力、少言寡语、面色㿠白、食欲不振、舌淡苔白、舌边有齿痕（即有牙印）、脉象虚弱无力等症状。

临床应用时，根据不同脏腑的气虚证临床表现的特点，可采用不同的补气法，如补肺气、补脾气、补心气、补肾气等，其中以补脾与补肾最为重要。这是因为肾是人生立命的根本，属气血之母；而脾为后天之本，五脏受气于脾胃，人的精、气、血皆由脾所生。而气的虚衰与脾的运化功能关系更为密切，人体所摄入的日常饮食经脾胃消化吸收才能生成气、血，即所谓"脾为气血生化之源"。因此也可以认为补肾与补脾相比较，补益脾气更为关键。常见的补脾（即补气）的食物有粳米、籼米、糯米、扁豆、豇豆、土豆、红薯、香菇、山药、栗子、红枣、鸡肉、兔肉、牛肉、泥鳅、蜂蜜等。

补气食物一般用来调节脾、肺、肾等的活动功能：可改善肠胃功能，促进消化，治疗胃酸呕吐、消化不良、慢性腹泻等；能够增强心肺功能，消炎止咳，对急慢性气管炎、肺脓肿、支气管扩张等症有显著治愈功效；还能增强机体免疫力，治疗肾虚腰疼、阳痿早泄、病后怕冷等；更可舒缓神经、安抚情绪，从而治疗抑郁症等神经系统疾病，间接抑制血压升高。

补气类食物在使用时，有时易致气机壅滞，出现胸闷、腹胀、食欲不振等现象，可适当配用行气类食物如橘皮、砂仁等。需要注意的是，补气食物虽然可以用来治疗消化不良、咳嗽痰多等，但该类食物大多温平，故不宜用来治疗热证引起的相同病症。

三、补血

补血，一般使用性味甘平、具有补血性质的食物，通过养肝、护心等滋补脏腑的方法治疗血虚证。血虚主要反映为全身性的血液亏损，或血液对人体某一部位的营养或滋润作用减弱，以致出现面色萎黄、唇舌淡白、头晕眼花、心悸、失眠、健忘、手足发麻、大便干燥，以及女性月经延期、量少色淡，舌质淡、脉细弱等症。

血虚要对症治疗，不可单纯补血。由于心主血，肝藏血，所以临床上治疗血虚证主要归结在调节心肝二脏上。又因"心为肝之子，肝为肾之子"，根据虚则补其母的道理，在治疗时补心又常兼补肝，补肝也常兼滋肾。在血虚较为严重的情况下，补血方内还常加入补脾肺之气的药物。常用补心血的食物当首推牛奶、当归和桂圆，补肝血的食物主要有胡萝卜和芝麻等，再

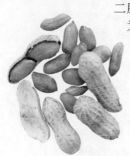

比如菠菜、荔枝、葡萄、花生、花生油、乌贼等，补血效果都很好。

补血食物可以内至五脏，外达筋骨，对全身各器官组织起着营养作用。首先，可以改善脾胃功能，增强消化吸收能力，均衡营养，缓解营养不良引起的贫血、头晕等其他病症；其次，能增强心肌功能，治疗心悸怔忡、失眠多梦、神志不安等症；补血食物还具有保护肝脏，预防眼病的功能，对双眼干涩、视力模糊以及雀目等也有一定的疗效。

血与气的关系密切，不仅血的生成与气有关，而且血的运行也需要靠气来推动；气虚常常会导致血虚，血虚亦有气虚存在，因此，补血时也要兼顾到补气。另外，补血类食物多味甘质腻，容易形成胃滞，故食用时应多配用砂仁、萝卜等行气健脾的食物。

四、理气

理气，通常是运用性温气香、能舒畅气机的食物，通过理气健脾、疏肝解郁、理气宽胸、行气止痛、破气散结等方法使气行通顺，从而治疗气滞、气逆等病症。气滞、气逆病症常导致机体或脏器的功能障碍，气滞者常表现为闷、胀、痛，气逆者常表现为呕恶、呃逆或喘息。

引起气滞、气逆病症的原因很多，诸如冷热失调、忧郁愤怒、痰饮、湿浊、瘀阻、外伤以及饮食不节等，可根据不同的症状表现，掌握气机运行状况，选取合适的食物进行调理，并针对病情，配伍相应的食物。

气滞宜行气，气逆宜降气。若饮食积塞、脾胃气虚、湿热阻滞导致脾胃气滞，可用芦笋、橘子、山楂、丝瓜、莲藕、扁豆、豌豆等食物来理气健脾，同时应配用能够消食导滞、补中益气、清热除湿的食物；若肝血不足、肝经受寒、瘀血阻滞导致肝气郁滞，可疏肝解郁的食物有佛手瓜、香菜、槟榔、玫瑰花等，应分别配伍可以养血柔肝、温肝散寒、活血祛瘀的食物；若气阴受损、肺脏脉络瘀阻导致肺气壅滞，可理气宽胸的食物有荞麦、薤白、紫苏、橘饼、陈皮等，则最好配伍具有宣肺解表、祛痰化饮作用的食物来治疗。

恰当运用理气食物，能够有效改善机体各脏器的功能，维护人体健康。首先，通过改善肝脏血液循环，促进肝细胞修复，能有效保护肝脏，预防肝癌；其次，可以增强人体的消化功能和免疫功能，对胃酸腹胀、恶心呕吐、腹泻或便秘均有疗效；对肺部功能也起到修护作用，能预防呼吸系统炎症，可用来治疗慢性支气管炎，缓解胸闷胸痛、咳嗽气喘等症。

应该注意的是，理气食物大多气香性温，善于行散或泄降，但容易耗气伤阴，因而气虚及阴亏者不宜食用。

🍃 五、理血

理血，即运用能调理血分的食物，通过补血、清热、活血、止血等作用，治疗血分病症。血分疾病包含血虚、血热、血瘀、出血等四个方面的病症，在广义上，理血可以解释为血虚宜补血，血热宜凉血，血瘀宜活血，出血宜止血。但一般将补血食物和凉血食物分别列入补血方和清热方中，于是通常所说的理血食物，也就特指能够活血和止血的两类食物。

1. 活血

常见的可用于活血的食物包括油菜、慈姑、桃仁、蟹、醋、酒等。而形成瘀血证的原因颇多，诸如外感风寒，或热灼营血，或痰湿阻滞，以及跌打损伤等，都可造成血行障碍，导致血滞瘀阻。且瘀血的部位、程度也有不同，因此运用活血化瘀食物时，要辩证求因，选取适当的食物作配伍。气行则血行，气滞则血凝，应同时食用理气的食物，以加强行血散瘀的效果。

活血化瘀的食物能够促进血液循环，防止血栓形成，抑制血压升高，还可用来改善月经不调、经行不畅、痛经、闭经、产后腹痛肿块、恶露不尽等症；同时能够杀菌消炎，抑制肿痛，消除跌打损伤带来的内外炎症，治疗风湿性关节炎、腰腿疼痛等。但不宜用于女性月经过多者，对孕妇尤当慎用或忌用。

2. 止血

常用的止血食物包括蕹菜、刺儿菜、猪肠、金针菜、莲蓬、丹参、大小蓟、三七等。

通过止血食物的凉血止血、收敛止血、化瘀止血、温经止血等不同作用机理，能够加速血液凝固，抑制体内外出血，适用于心、脑、胃等内脏出血、各种外伤出血以及咯血、吐血、尿血、便血等出血证。

值得注意的是，止血食物的凉血、收敛作用很强，应注意防止过用留瘀，变生他患。

六、滋阴

滋阴，是运用能够滋养人体阴液、濡润脏腑的食物，通过生津、滋液、润燥等作用，恢复机体阴阳之间的动态平衡，治疗由阴虚证所导致的各种病症。阴虚证一般包括肾阴虚、肺阴虚、肝阴虚、胃阴虚、心阴虚等，由于阴主要来自肾阴和后天之胃阴，因此滋阴侧重于滋肾阴和养胃阴。

肾阴虚是许多慢性疾病所共有的虚弱证候，主要表现为头晕、耳鸣、腰膝酸软、手心烦热、午后低热、小便短赤、舌红少津、脉细无力等；由于肾虚不能养肝，肾阴虚常引起肝阴虚，通称肝肾不足，因此应为肝肾同补。胃阴虚一般表现为食欲减退、心热烦渴、口干舌燥、大便秘结等。

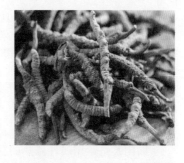

不同脏腑的阴虚证临床表现各有特点，运用食物进行调理时也应注意有所区别。常用来补肾阴的食物包括芝麻、莲子、松子、荠菜、韭菜、桑葚、狗肉、鸽肉、鲈鱼、淡菜、干贝、海参、海马、冬虫夏草、何首乌、灵芝等；可用于滋养胃阴的食物有小麦、豆腐、西红柿、梨、苹果、酸梅、枇杷、牛奶、鸡蛋、鸭肉、银耳、燕窝等。

从现代医学观点看，阴虚与体液代谢有密切的关系，滋阴的食物可以通过调节体液代谢，利尿利便，预防结石，降低血压、血糖，缓解高血压患者头晕目眩、腰膝酸软等症状，还有助于消除肺部炎症，对咳嗽、气喘有一定治疗作用；更可调整自主神经系统，促进代谢产物的排出，提高机体解毒和排毒能力，抵抗自由基的产生，抑制肿瘤生成，防治心脑血管病；同时有利于促进腺体的分泌，兴奋中枢神经系统，达到消除抑郁、缓解压力的目的；对更年期、妊娠期等的内分泌失调也有调节功能，具有美体健身、延缓衰老等功效。

应该注意的是，滋阴的食物多甘寒滋腻，也易使胃肠行滞，因而脾胃虚弱、湿证、气滞证、腹胀、腹泻者不宜食用。

七、助阳

助阳，是运用属性温热的食物，通过温补脾肾、温阳散寒等作用，助肾阳、益心阳、补脾阳，促进脏腑功能，治疗阳虚症。阳虚证即人体内的阳气不足，主要包括肾阳虚、脾阳虚、心阳虚等。由于肾为先天之本，又为气之根，因此，阳虚证又主要指肾阳虚而言，助阳应多从补肾着手。

肾阳虚的主要表现是全身功能衰退，如神倦畏寒、四肢不温、腰膝酸软、舌质淡白、脉沉而弱；生殖、泌尿功能受影响，有阳痿、遗精、白带清稀、夜尿、小便清长或频数；也有呼吸功能受影响而有喘咳；消化功能受影响则有泄泻等。

能够温补肾阳的食物一般热量较高而且营养丰富，常见的有河虾、海虾、泥鳅、海参、鹿肉、狗肉、羊肉、羊骨、羊奶、牛鞭、狗鞭、淡菜、刀豆、韭菜、干姜、葱、胡椒、茴香、

荔枝、核桃、桂圆、
人参、冬虫夏草、
紫河车、白酒等。

现代研究表明，助
阳的食物有助于调节内分泌功
能，平衡激素分泌，可改善男性不育、
性功能障碍、前列腺增生、甲状腺功能低下或亢进、
脱发、面生痤疮、精神萎靡、情绪起伏等；防治女性
乳腺疾病、妇科疾病以及肥胖、肌肤恶化、脾气暴躁
等。还有助于增强心肺功能，改善咳嗽、哮喘，治疗
心悸、心烦、失眠、多梦等症，对冠心病有一定防治
作用。同时，还能够影响能量代谢，改善营养不良和
蛋白质代谢障碍症等，缓解肌肉疲劳，对阿迪森氏
病、慢性肾炎、糖尿病、阳虚型高血压、神经性耳聋
等慢性衰弱性疾病也有治疗作用。

使用助阳的食物进行调理时，还要依照"春夏
养阳"的法则，顺应春夏季节"阳长阴消"的气化趋
势，在天地阳旺之时，助长人体之阳，效果更佳。但
该类食物大多性温热，热性体质、热证、阴虚火旺证
者应忌食。

八、祛湿

祛湿，是利用具有芳香化湿、淡渗利湿、清热利
湿等作用的食物，促进水湿排出，从而治疗湿证。湿
证一般由人体内湿邪所致。人体中，主水在肾，制水

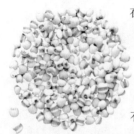

在脾，调水在肺，湿证与肾脾肺有密切联系。湿证的范围广泛，可体现在身体各处同时伴有湿滞脾胃、小便不利、水肿、淋浊、痰饮等病证，又因体质不同，湿证可有兼寒兼热之不同。

常见的运用食物调理湿证的方法有三种：芳香化湿适用于湿邪滞于脾胃者，即通过气味芳香、性温而燥的食物，助脾健运、辟秽除浊，常用的食物有香菜、芹菜、陈皮、荷叶等；淡渗利湿适用于小便不利、水肿、淋浊等证，即运用性味甘淡平及微寒的食物，利水渗湿，常用的食物有冬瓜、西瓜、红豆、玉米、鲤鱼、鲫鱼等；清热利湿适用于湿证兼热证者，采用性味甘淡寒、苦寒的食物，利用甘淡可渗湿、苦能燥湿、寒利清热等治病机理，达到治疗目的，常用的食物包括黄瓜、莴苣、荠菜、莜麦、薏米、茯苓等。

祛湿的食物可调和五脏，改善全身机能：首先，有助于排毒、消炎，可巩固排泄及消化系统的功能，缓解外伤肿痛以及中暑引起的头晕昏重、恶心呕吐等症状，对妇女产后缺乳、恶露不尽等症有治疗作用；其次，有助于促进排尿，加速体液循环，维护肾脏功能，保护眼睛，稳定血压，降低血糖，并对各种原因引起的水肿、浮肿有显著的治疗效果；另外，还有助于活化大脑，增强记忆力，并提高机体的免疫功能，抑制肿瘤，有预防贫血及骨质疏松的效果。

另外，应该注意的是，湿邪属性重浊、黏腻，易阻碍气机，故在运用祛湿食物时，如果配伍行气食物，可产生"气行湿自化"之效果。

九、安神

安神，即选用具有养心、镇静作用的食物来补气养血，调理脏腑功能，调整阴阳平衡，达到治疗神志不安等疾患的目的。神志不安等病症与心、肝有密切关系，包括热扰心神、肝火亢盛、痰热扰心、阴血不能养心等病因，一般表现为心悸、失眠、多梦、烦躁、怔忡、惊狂、健忘、头晕头痛、抑郁、焦虑、更年期综合征、神经衰弱等。

不同原因所致的心神不安，治法也因之而异，通常分为养心安神和镇静安神两种：养心安神适用于治疗心肝血虚，或心阴不足所致的失眠、多梦、心悸、怔忡、神情恍惚等虚证，常用的食物如小麦、菠菜、油菜、竹笋、鲜藕、桑葚、酸枣仁、首乌藤等；镇静安神适用于治疗邪热，痰浊等

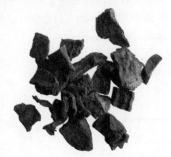

实邪所致的阳气躁动的实证，常用糯米、葵花子、梨、桃、龙眼、红枣、黄花鱼、牡蛎、龙骨、朱砂、珍珠等食物来调理。但有时为了加强安神作用，虚烦失眠、心悸等虚证也可配伍镇静安神的食物来调理。

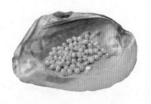

安神食物使用得恰当，则有助于调节神经功能，滋润脑髓，使大脑的神经传导和传递功能得以恢复正常，可明显提高睡眠质量，缓解心烦易躁、乏力气短、头晕头痛，从而有利于抑制血压升高，避免心血管疾病的发生；对更年期综合征、抑郁症、焦虑症、心脏神经症、性功能减退等不良症状均有疗效；对各种形式的精神障碍都有辅助治疗的功效。

应用安神的食物无所禁忌，但注意应以精神调养为主，食物治疗为辅，只有树立健康、豁达的人生观，保持平和的心态，才能够真正获得内心的宁静，从而保证身心健康。

第二篇
最能清热的
十四种营养食物

◎ 小米 ◎ 绿豆 ◎ 黄豆 ◎ 黑芝麻
◎ 冬瓜 ◎ 芹菜 ◎ 苦瓜 ◎ 西红柿
◎ 萝卜 ◎ 牛蒡 ◎ 芦荟 ◎ 银耳
◎ 香蕉 ◎ 猕猴桃

小米 粥为"代参汤"，饭为"黄金粉"

小米原称粟米，我国北方通称谷子，小米用来熬粥时上面浮的一层细腻的黏稠物，叫作"米油"，营养价值很高，可称为"代参汤"，滋补作用很强。

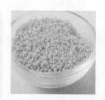

中医属性

传统中医认为，小米性味甘、凉，入脾、胃、肾经，具有和中、益肾、除热、解毒的功效，主治胃热消渴，可利小便，止痢，抑制丹石毒。适合脾胃虚热、反胃呕吐、腹泻及产后、病后体虚者食用。

现代研究

小米富含蛋白质、B族维生素和膳食纤维，可增强脑记忆功能，防治视力下降。小米有滋阴养血的功效，可使产妇虚寒的体质得到调养，帮助恢复体力。

营养宜忌

1. 小米和细粮同煮，可以发挥"互补作用"。
2. 小米不宜与杏仁同食，否则会上吐下泻。

营养治病

清心养血，治疗失眠

治病食方

蘑菇小米粥 ▼

配方　小米 100 克，蘑菇适量，粳米 50 克，葱末 3 克，盐 1 克。

制作过程　❶蘑菇洗净，在开水中余一下，捞出切片；粳米、小米分别淘洗干净，用冷水浸泡半小时，捞出沥干水。❷锅中倒入冷水，将粳米、小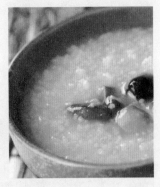米放入，用旺火烧沸，再改用小火熬煮，待再滚起，加入蘑菇拌匀，下盐调味，再煮 5 分钟，撒上葱末即可。

【功效】　养肝、宁心、安神。

清热泻火，治胃病，防呕吐

治病食方

平菇小米粥 ▼

配方 小米100克，粳米5克，平菇40克，葱末3克，盐2克。

制作过程 ❶ 平菇切片，焯水。❷ 粳米、小米分别淘洗干净，用冷水浸泡半小时。❸ 将粳米、小米下锅煮沸，改用小火熬煮，待再滚起，加入平菇拌匀，下盐调味，再煮5分钟，撒上葱末即可。

【功效】 补脾和胃，用于治疗胃病。

清热利湿，防治高血压

治病食方

黄豆小米粥 ▼

配方 小米200克，黄豆100克，冰糖20克。

制作过程 ❶ 将黄豆磨成豆浆。❷ 在豆浆中加水煮沸后，加入小米熬煮，待浓稠时，加冰糖调味。

【功效】 清热利湿，降低血压。

～ 利水消肿，治疗肾病 ～

治病食方

小米鹌鹑汤 ▼

配方 小米 100 克，鹌鹑 1 只，鸡蛋清 1 个，姜 10 克，淀粉 5 克，料酒 5 毫升，盐 3 克，清汤适量，香油少许。

制作过程 ❶ 鹌鹑整理干净，抹干水起肉，鹌鹑骨放入滚水中煮 5 分钟，取出洗净；鹌鹑肉切小粒，加入淀粉、鸡蛋清、盐搅匀。❷ 小米洗净，用汤匙碾碎成蓉；姜去皮切片。❸ 锅内注入

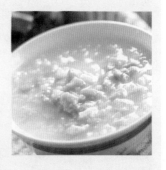

适量清水，放入鹌鹑骨、姜片煮滚，改用小火煮 1 小时，去骨留汤。❹ 把小米蓉放入锅内，下入清汤煮滚，用料酒、盐调味，再加入鹌鹑肉和鹌鹑骨汤，待鹌鹑肉熟后，淋上香油即可。

【功效】 祛虚热，消肾火，保护肾脏。

滋阴养血，调养产后体虚

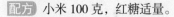

🍲 治病食方

小米红糖粥 ▼

配方 小米 100 克，红糖适量。

制作过程 ❶ 小米淘洗干净，用冷水浸泡片刻，捞出沥干水分。❷ 锅内加入约 1000 毫升冷水，先用旺火烧开，然后改小火煮至米烂汤浓。❸ 依个人口味，加入适量红糖搅匀，再煮一二沸，即可盛起食用。

【功效】 滋阴养血，调治产后血虚体弱。

小米鸡蛋粥 ▼

配方 小米 100 克，红糖 30 克，鸡蛋 2 个。

制作过程 ❶ 小米淘洗干净。❷ 锅内放入清水、小米，先用旺火煮沸后，再用文火熬煮至成粥，打入鸡蛋，略煮，以红糖调味即可。

【功效】 补脾胃，益气血，活血脉。适用于妇女产后虚弱，口干口渴，产后虚泻，产后血痢。

绿豆（绿豆芽）济世长谷

绿豆又名青小豆，是中国传统的清热消暑食品。它营养丰富，用途广泛，可做豆粥、豆饭、豆酒、炖食，或压泥蒸糕，或发芽做菜，有"食中佳品，济世长谷"之称。

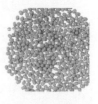

中医属性

传统医学认为，绿豆味甘、性凉，入心、胃二经，不仅能清暑热、通经脉、解诸毒，还能调五脏、美肌肤、利湿热，适用于湿热郁滞、食少体倦、热病烦渴、大便秘结、小便不利、疮疡肿毒、丹毒疖肿。

现代研究

绿豆中含有丰富的无机盐和维生素，在高温环境中以绿豆汤为饮料，不仅能有效补充水分，而且可以及时补充丢失的营养物质，维持水液电解质平衡。

营养宜忌

1. 烹调绿豆时可配一些姜丝，以中和它的寒性。
2. 身体虚寒者不宜过食或久食绿豆；脾胃虚寒、大便滑泄者忌食。

营养治病

清热生津，防治中暑

治病食方

绿豆粥

配方 绿豆50克，粳米250克，冰糖适量。

制作过程 ① 将绿豆、粳米淘洗干净，放入锅内，加水适量，置炉上，用武火烧沸，再用文火煎熬，直到成粥。② 将冰糖汁加入粥内，搅拌均匀即可。

【功效】 清暑生津，解毒消肿，预防中暑。适用于暑热烦渴，疮毒疖肿等症。

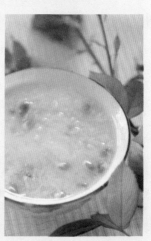

清热利湿，降脂降压

🍵 治病食方

绿豆麦片粥▼

配方　绿豆 100 克，麦片 60 克，糯米 40 克，冰糖 15 克。

制作过程　❶ 绿豆洗净，先用冷水浸泡 2 小时，再连水蒸 2 小时取出。❷ 糯米、麦片分别用冷水浸泡 20 分钟，再在旺火上烧沸，然后改小火熬煮约 45 分钟。❸ 加入蒸好的绿豆汤和冰糖，拌匀即可。

【功效】　降低血压、防止肥胖。

绿豆荷叶粥▼

配方　绿豆 100 克，鲜荷叶 1 张，粳米 50 克，冰糖 15 克。

制作过程　❶ 将绿豆淘洗干净，用温水浸泡 2 小时；粳米淘洗干净，用冷水浸泡半小时，捞出。❷ 鲜荷叶冲洗干净。❸ 取锅放入冷水、绿豆，先用旺火煮沸后，再改用小火煮至半熟，加入荷叶、粳米，续煮至米烂豆熟，加糖调味。

【功效】　降低胆固醇，防止肥胖。

保护肾脏，防治小便不利、水肿

治病食方

百合绿豆粥▼

配方 绿豆 50 克，粳米 60 克，百合 20 克，冰糖 10 克。

制作过程 ❶ 将绿豆、粳米淘洗干净，绿豆用冷水浸泡 3 小时，粳米浸泡半小时。❷ 百合去皮，洗净切瓣；把粳米、百合、绿豆放入锅内，加水，用旺火烧沸，改小火熬煮至米烂豆熟，加入冰糖调味。

【功效】 防治小便不利、水肿等症。

清热解毒，防止中毒

治病食方

绿豆甘草汤▼

配方 绿豆 150 克，甘草 60 克。

制作过程 ❶ 将绿豆、甘草洗净，入砂锅加水 500 毫升。❷ 先用武火烧沸，再用文火煮 15 分钟左右，去渣取汤汁，经常服用。

【功效】 解百毒，用于多种中毒的辅助治疗。

增强肝功能，防治肝炎和癌症

治病食方

银耳绿豆粥▼

配方 绿豆100克，银耳15克，西瓜50克，蜜桃、冰糖各30克。

制作过程 ❶ 绿豆投洗干净，用冷水浸泡3小时；银耳用冷水浸泡回软，择洗净。西瓜去皮、子，切块；蜜桃去核，切瓣。❷ 饭锅加入冷水和泡好的绿豆，上旺火烧沸，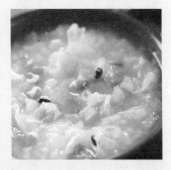转小火慢煮40分钟，再下入银耳及冰糖，搅匀煮约20分钟，下入西瓜和蜜桃，煮3分钟离火。❸ 粥自然冷却后，装入碗中，用保鲜膜密封，放入冰箱，冷藏20分钟即可。

【功效】 养肝安神、清热解毒，对急性肝炎病人有益。

～ 消肿止痛，抗感染 ～

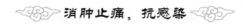

治病食方

绿豆白菜汤 ▼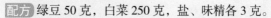

【配方】 绿豆 50 克，白菜 250 克，盐、味精各 3 克。

【制作过程】 ❶ 将绿豆淘洗干净；白菜洗干净，切 4 厘米见方的块。❷ 将绿豆放入瓦锅内，加水适量，置武火上烧沸，再用文火煮 30 分钟，加入白菜、盐、味精再煮 5 分钟即可。

【功效】 清热解毒，消肿止痛。适用于小儿急性痄腮、腮腺红肿热痛之症，早期使用效果更佳。

薏米拌绿豆芽 ▼

【配方】 绿豆芽 250 克，薏米 12 克，葱 10 克，盐、味精各 5 克，香油 10 毫升，醋 5 毫升。

【制作过程】 ❶ 把薏米去杂质洗净，用碗盛好，放入蒸笼内蒸 40 分钟取出。❷ 绿豆芽放沸水锅内焯熟，捞起沥干水分。❸ 把薏米、绿豆芽放入盆内，加入醋、盐、葱花、香油，拌匀即可。

【功效】 清热解毒，生津止渴。

黄豆（豆腐） 治病的"植物肉"

黄豆是我国数千年来的传统食品。黄豆的营养价值很高，经常食用黄豆制品并与含蛋氨酸丰富的食品搭配，可以提高黄豆蛋白质的利用率。

中医属性

《日用本草》曾指出，黄豆"宽中下气，利大肠，消水胀。治肿毒"。传统医学认为，黄豆性平味甘，有健脾益胃的作用，脾胃虚弱者宜常吃。

现代研究

黄豆中富含皂角苷、蛋白酶抑制剂、钼、硒等抗癌成分，对前列腺癌、皮肤癌、肠癌、食道癌等几乎所有的癌症都有抑制作用。黄豆中丰富的钙，还可以防止因为缺钙引起的骨质疏松。

营养宜忌

1. 黄豆与玉米混食，可使营养物质充分而全面。
2. 生或半生的黄豆含有不利健康的物质，所以一定要将黄豆烹制熟透后再食用。

营养治病

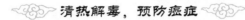

清热解毒，预防癌症

治病食方

蛋黄豆腐▼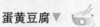

配方 豆腐 400 克，蒜苗 50 克，海米 25 克，咸鸭蛋黄 2 个，盐、鸡精各 2 克，白糖 5 克，料酒 15 毫升，香油、葱、姜、鸡汤、植物油各适量。

制作过程 ❶ 将豆腐切成块，用开水焯一下，沥干水分后放入盐、鸡精调味。❷ 将海米用清水泡发，洗净切成末；蒜苗、葱、姜洗净切末；咸鸭蛋蛋黄碾成末。❸ 锅上火倒油，油热后放入 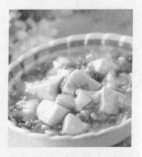 葱姜末煸炒，再倒入豆腐、蒜苗、海米翻炒，加入鸡汤、料酒、白糖、盐、鸡精、香油，收汁出锅时撒入蛋黄末即可。

【功效】 补充能量，滋润肠胃，预防癌症。

滋阴补肾，治疗更年期综合征

治病食方

海带黄豆节瓜汤 ▼

配方 黄豆、猪瘦肉各 150 克，海带 20 克，节瓜 450 克，陈皮、盐各适量。

制作过程 ❶ 陈皮浸软，去瓤。猪瘦肉汆烫后冲洗干净。❷ 煲滚适量水，下海带、黄豆、节瓜、猪瘦肉、陈皮，煲滚后文火煲 2 小时，下盐调味。

【功效】 清热化痰，可用于治疗更年期综合征。

敛阴润燥，防治高血压

治病食方

香菇黄豆白菜汤 ▼

配方 黄豆150 克，白菜400 克，香菇（水发）50 克，白果30 克，姜2 克，盐适量。

制作过程 ❶ 白果去壳，放入滚水浸片刻，取出去衣、去心。❷ 煲滚水，下白果、黄豆、白菜、香菇、姜片，再滚后改文火煲 2 小时，下盐调味。

【功效】 有益消化，稳定血压。

黑芝麻 抗衰老的营养源

黑芝麻，既可食用又可作为油料。古代养生学家陶弘景对黑芝麻的评价是"八谷之中，惟此为良"。现代医学已证实了黑芝麻有延年益寿的作用。

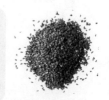

中医属性

传统医学认为，黑芝麻味甘、性平，入肝、肾经，具有滋补肝肾、生津润肠、润肤护发、抗衰祛斑、明目通乳的功效。

现代研究

黑芝麻中的不饱和脂肪酸与维生素 C 共同作用，可去除附着在人体血管壁上多余的胆固醇，防治高血压、冠心病、动脉硬化症、高脂血症等心血管疾病。

营养宜忌

1. 将黑芝麻磨碎或切碎后干炒食用，这样吸收效果会更加理想。

2. 患有慢性肠炎、便溏腹泻者不宜食用。

3. 男子阳痿、遗精者忌食。

营养治病

润五脏，益气力，预防癌症

🍲 治病食方

黑芝麻玉米糕▼

配方 黑芝麻 100 克，蜂蜜 150 毫升，玉米粉 200 克，面粉 500 克，鸡蛋 2 个，发酵粉 1.5 克。

制作过程 ❶ 将黑芝麻炒香研碎。❷ 加入玉米粉、蜂蜜、面粉、鸡蛋液、发酵粉、水和成面团，待发酵后，上屉蒸熟即可。

【功效】 健胃、保肝、促进红细胞生长。

芝麻黑豆粥▼

配方 黑芝麻、黑豆各 50 克，粳米 100 克，白糖 15 克。

制作过程 ❶ 黑豆用冷水浸泡 3 小时，粳米用冷水浸泡半小时，捞出沥干。❷ 砂锅中倒入冷水、黑豆、粳米、黑芝麻，先旺火烧沸，然后转小火熬煮至米烂豆熟。❸ 加糖调味，再稍焖片刻即可。

【功效】 提高免疫力，增强体质。

清热益肾，治疗前列腺疾病

治病食方

芝麻牛骨髓粥 ▼

配方 黑芝麻、牛骨髓油各 25 克，糯米 100 克，糖桂花 10 克，白糖 5 克。

制作过程 ① 黑芝麻入锅中，用小火炒香，研成粉末。② 锅中倒入冷水，将糯米放入，先用旺火烧沸，搅拌几下，再改用小火熬煮，待粥浓稠时，加入牛骨髓油、白糖稍煮，撒上糖桂花和芝麻粉即可。

【功效】 壮筋骨，补肝肾，防治前列腺疾病。

润肠通便，治疗便秘

治病食方

黑芝麻山药羹 ▼

配方 黑芝麻粉、山药粉各 50 克，白糖 10 克。

制作过程 锅内加入适量开水，将黑芝麻粉和山药粉缓缓加入沸水锅内，同时放入白糖，不断搅拌，煮 5 分钟即可。

【功效】 润燥滑肠，防治便秘。

润养脾肺，治疗咳嗽及哮喘

治病食方

芝麻粉小米粥 ▼

配方 黑芝麻粉、白糖各 20 克，小米 150 克。

制作过程 ❶ 小米淘洗干净，用冷水浸泡半小时，捞出沥干水分，放入锅中，加入冷水，先用旺火烧沸，然后转小火熬煮至小米烂熟。❷ 加入白糖调好味，缓缓加入黑芝麻粉，搅拌均匀即可。

【功效】 润养脾肺，滋养肝肾。

黑芝麻木耳饮 ▼

配方 黑芝麻 15 克，黑木耳 60 克。

制作过程 ❶ 将黑木耳分成相等两份，将其中一份放入锅内以文火翻炒，待炒出香味后起锅备用。❷ 再将黑芝麻炒出香味，加适量水，同时投入已炒和未炒的两份黑木耳，共煮半小时即可。

【功效】 滋阴清热，止咳平喘。用于改善肺阴虚引起的干咳以及老年哮喘、肺结核等。

乌发养发，预防脱发

 治病食方

黑芝麻干丝▼

配方 黑芝麻20克，五香豆腐干200克，香菜100克，香油15毫升，酱油10毫升，米醋2毫升，盐1克。

制作过程 ❶ 黑芝麻炒熟后研成末；五香豆腐干切成丝；香菜洗净后切成3厘米长的段。❷ 将黑芝麻粉末、酱油、米醋、盐和香油同放一碗内调成味汁。❸ 将五香豆腐干丝装入盆内，加入香菜段，浇入调好的汁，拌匀即可。

【功效】 美肤润发，防止脱发。

首乌黑芝麻粥▼

配方 黑芝麻、何首乌各10克，大米100克。

制作过程 ❶ 把大米淘洗干净；黑芝麻洗净、去沙；何首乌润透切片。❷ 把大米放入锅内，何首乌、黑芝麻也同放锅内，加水600毫升。❸ 把锅置武火上烧沸，再用文火煮45分钟即可。

【功效】 补益肾精，降糖降脂。

美肤护肤，治疗老年性皮肤瘙痒

治病食方

黑芝麻炖猪蹄

配方 黑芝麻 30 克，猪蹄 1 只，料酒 10 毫升，葱 10 克，姜 5 克，盐、味精各 2 克。

制作过程 ❶ 将猪蹄洗净，去毛，剁成 3 厘米见方的块；姜拍松，葱切段。❷ 将黑芝麻、猪蹄、姜、葱、料酒同放炖锅内，加入清水，置武火上烧沸，再用文火炖 45 分钟，加入盐、味精即可。

【功效】 补血通乳，美容乌发。

红枣芝麻益肤汤

配方 黑芝麻 50 克，雪梨 30 克，柠檬 20 克，鸡蛋 1 个，红枣、白糖各适量。

制作过程 ❶ 把黑芝麻洗净，放入搅拌机搅匀成糊状；柠檬切片，红枣去核。❷ 煲上火注入清水，先煲红枣，后放雪梨，约 10 分钟后放入鸡蛋。❸ 过片刻，再放黑芝麻，加少许糖，煮成汤即可。

【功效】 补血益气，防治老年性皮肤瘙痒。

冬瓜 食疗减肥佳品

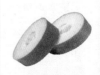

冬瓜，又名东瓜、白瓜、枕瓜，因其盛产于夏季，但表皮却附着一层白粉如冬天的白霜，故而得名。冬瓜具有良好的食用性，在全国各地都是最受欢迎的蔬菜之一。

中医属性

传统医学认为，冬瓜性微寒，味甘淡；入肺、大肠、小肠、膀胱经，有清热解毒、利尿消肿、止渴除烦等功效，可用于治疗肾炎水肿、痔疮疼痛、妊娠水肿、中暑烦渴等症。

现代研究

冬瓜含有多种维生素和人体必需的微量元素，可调节人体的代谢平衡。冬瓜含钠量较低，而钾盐、维生素C的含量较高，对动脉粥样硬化、肾炎、糖尿病、水肿、肝炎等疾病有良好疗效。

营养宜忌

1. 冬瓜宜选老的，且冬瓜连皮一起煮效果更佳。
2. 脾胃虚寒易泄泻者慎用。

营养治病

止渴生津，治疗糖尿病

治病食方

鲜贝冬瓜球

【配方】 冬瓜、鲜贝各200克，鸡蛋清1个，葱、姜末各3克，盐6克，味精5克，料酒5毫升，水淀粉70克，高汤50毫升，植物油60毫升，香油10毫升。

【制作过程】 ❶ 鲜贝洗净放入碗内，加入鸡蛋清、水淀粉和适量水抓匀上浆；冬瓜用刀削成直径1厘米的圆球，放入沸高汤氽，至熟入味；碗内加高汤、盐、味精、水淀粉调匀成汁。 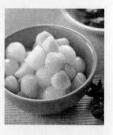 ❷ 炒锅置中火上，倒入植物油，烧至五成热时放入鲜贝滑熟捞出。 ❸ 锅留底油，旺火烧至七成热时放入葱、姜末爆锅，烹入料酒，随即加入冬瓜球、鲜贝及调好的芡汁，迅速颠翻炒锅，淋入香油即可。

【功效】 清火、降压，治疗糖尿病。

清热泻火，预防中暑

治病食方

绿豆冬瓜汤 ▼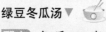

配方 冬瓜200克，绿豆100克，葱5克，姜3克，盐2克，高汤500毫升。

制作过程 ❶炒锅置旺火上倒入高汤烧沸，下姜片、葱结；绿豆洗干净，下入汤锅中炖熟。❷冬瓜去皮、瓤，下入汤锅中烧至熟而不烂时加盐即可。

【功效】 解热祛暑。

清热利湿，防治高血压

治病食方

冬瓜银耳羹 ▼

配方 冬瓜250克，银耳30克，盐、黄酒各适量。

制作过程 ❶将冬瓜肉切成片状；银耳用水泡发。❷锅中油热后下冬瓜煸炒片刻，加汤、盐，烧至冬瓜将熟时，加入银耳、黄酒调匀即可。

【功效】 清热生津，利尿消肿。

化痰减肥，预防脂肪肝

治病食方

海藻煮冬瓜▼

配方 冬瓜 300 克，海藻 30 克，料酒 10 毫升，姜 5 克，葱 10 克，盐、鸡精各 3 克，鸡油 30 毫升。

制作过程 ❶ 冬瓜去皮，切块。❷ 将海藻、冬瓜、姜、葱、料酒同放锅内，加适量水，置武火上烧沸，改文火煮 30 分钟，加盐、鸡精、鸡油即可。

【功效】软坚消痰，利水降压，清热解毒。

凉血止血，治疗牙龈出血

治病食方

白肉片冬瓜▼

配方 冬瓜 250 克，猪后臀尖肉 100 克，盐 10 克。

制作过程 ❶ 猪肉放水中煮至五六成烂，凉凉切片；冬瓜切片。❷ 在肉汤内放入冬瓜，加盐，烧至八成烂时，放入白肉片，同煮至入味即可。

【功效】适于肾炎、结核病和牙龈出血者食用。

芹菜 延年益寿菜

芹菜，又名香芹、药芹、水芹、旱芹等。芹菜是人们最常食用的蔬菜之一，其气味芳香，口感清脆，既可热炒，又能凉拌，深受大家喜爱。

中医属性

《本草推陈》认为，芹菜能"治肝阳头痛，面红目赤，头重脚轻，步行飘摇等症"。《生草药性备要》中也指出，其可以"补血、祛风，祛湿"。

现代研究

芹菜有很好的药用功能，所含的酸性黄酮类降压、降糖成分，对于原发性、妊娠性及更年期高血压、糖尿病均有治疗功效；还有利于安定情绪，消除烦躁，可用来治疗神经衰弱。

营养宜忌

1. 芹菜最好生吃或凉拌，连叶带茎一起嚼食，可以最大限度地保存营养。

2. 脾胃虚寒、肠滑不固者慎食。

营养治病

养阴生津，防治糖尿病

治病食方

红椒拌芹菜▼

配方 芹菜 500 克，红辣椒 100 克，姜末 10 克，盐 4 克，味精 2 克，花椒油 20 克。

制作过程 ① 芹菜去叶洗净，切成 3 厘米长的段，用开水烫一下，捞出凉凉，沥干水分；红辣椒洗净，去子，切成细丝。② 芹菜摆在盘中垫底，再将红辣椒丝放在芹菜上面(或者各占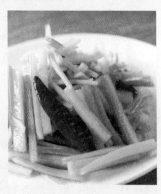盘子的一半，摆成双拼)，放入盐、味精、姜末、花椒油拌匀即可。

【功效】 滋阴凉血，降低血糖。

～ 清热祛风，防癌抗癌 ～

治病食方

肉末豉香芹菜▼

配方 芹菜 350 克，猪肉末 100 克，豆豉酱 30 克，盐、花椒、酱油、味精、料酒、植物油各适量。

制作过程 ❶ 将芹菜顺丝斜刀切成段。❷ 锅中倒入植物油，烧至四成热时下花椒，炸出香味后放入豆豉酱、猪肉末煸炒，待变色倒入芹菜快速翻炒几下，烹入料酒、酱油、盐煸炒几下即可。

【功效】 清热解毒，提高免疫力。

芹菜炒玉米笋▼

配方 芹菜 200 克，玉米笋 100 克，酱油 10 毫升，盐、姜各 5 克，味精 3 克，葱 10 克，植物油 50 毫升。

制作过程 ❶ 将玉米笋斜刀切成薄片；芹菜去叶，切成长节。❷ 将炒锅置武火上烧热，加入植物油烧至六成热时，下入姜、葱爆香，然后下入玉米笋、芹菜、盐、酱油、味精，炒熟即可。

【功效】 平肝清热，祛风利湿，降血压。

～ 清心除烦，治疗神经衰弱 ～

治病食方

杜仲红枣芹菜汤 ▼

配方 芹菜 200 克，杜仲 15 克，红枣 10 颗，姜、盐各 5 克，葱 10 克，植物油 30 毫升。

制作过程 ❶杜仲烘干，打成细粉；红枣切片；芹菜切段。❷把炒锅置武火上烧热，放入植物油，六成热时，下姜、葱爆香，加入清水 600 毫升，烧沸，再加入芹菜、红枣、杜仲粉、盐，煮 25 分钟即可。

【功效】 补肝肾，降血压，安神除烦。

白肉片冬瓜 ▼

配方 芹菜、大米各 100 克，黑木耳 30 克。

制作过程 ❶把黑木耳发透，去蒂根，撕成瓣；芹菜洗净，切碎；大米淘洗净。❷把大米放入锅内，加水 1000 毫升，置武火上烧沸，再撇去浮沫，加入芹菜、黑木耳，用文火煮 45 分钟即可。

【功效】 除烦润燥，可用于治疗神经衰弱。

清热利水，防治高血压

治病食方

糖醋芹菜▼

【配方】 芹菜 500 克，白糖、醋、香油各适量。

【制作过程】 ❶ 将嫩芹菜去叶留茎洗净，入沸水余过。❷ 待茎软时，捞起沥干水，切寸段，加白糖、盐、醋拌匀，淋上香油即可。

【功效】 降压，降脂。

甘凉润燥，改善便秘

治病食方

芦荟炒芹菜▼

【配方】 芹菜 300 克，鲜芦荟叶 15 克，植物油 10 毫升，盐 3 克，姜、葱各 5 克。

【制作过程】 ❶ 将鲜芦荟叶去皮，切丁；芹菜切段。❷ 锅热后加入植物油，至六成热时，下姜、葱爆香，再放入芦荟、芹菜、盐、煸炒至熟即可。

【功效】 清热利湿，润肠通便。

苦瓜 蔬菜中的药王

苦瓜，别名凉瓜、癞瓜，为我们日常食用的一种蔬菜。苦瓜食用方便简单、营养丰富，不仅具有良好的食用价值，而且还有明显的药用功能，有"药用蔬菜"之称。

中医属性

《本草纲目》云："苦瓜，味苦、性寒、无毒；除邪热、解劳乏、清心明目、益气壮阳。"

现代研究

现代医学和营养学研究证明，苦瓜富含大量苦瓜苷，这是一种类胰岛素的物质，有降低血糖的作用。苦瓜中含有大量的矿物质钾，能促进体内钠盐的排出，可有效降低血压。

营养宜忌

1. 苦瓜中富含草酸，长期食用会影响人体对钙的吸收，所以在烹制前最好先放入沸水中浸泡一下。

2. 苦瓜性凉，脾胃虚寒者不宜食用。

营养治病

 润脾补肾，防治阳痿

治病食方

山药枸杞煲苦瓜▼

配方 苦瓜 350 克，山药、枸杞子各 20 克，猪瘦肉 50 克，葱、姜、鸡汤、盐、白胡椒各适量。

制作过程 ❶ 苦瓜去子、切片；山药去皮、切片。❷ 将猪肉片，放入温油锅里和葱姜末一起煸炒，然后加入适量的鸡汤，依次下入山药片、枸杞子以及适量的调料，然后用大火煮开后改中火煮 10 分钟放入苦瓜片，略煮即可。

【功效】 健脾补肾，调节血糖。

上汤金钩苦瓜▼

配方 苦瓜、海米、鸡汤、盐各适量。

制作过程 ❶ 苦瓜切条煮熟，海米泡软。❷ 鸡汤加热，放入海米、盐调味，浇在苦瓜条上即可。

【功效】 补气血、益肾脾、养元气。

清热解毒，防治中暑

治病食方

苦瓜茶▼

配方　苦瓜、绿茶各适量。

制作过程　❶ 将苦瓜上端切开，挖去瓤，装入绿茶，把瓜挂于通风处阴干。❷ 将阴干的苦瓜取下洗净，连同茶切碎，混匀，每次取 10 克放入杯中，以沸水冲沏饮用。

【功效】　清热解暑，利尿除烦。

平衡水火，防治高血压

治病食方

韭菜苦瓜汤▼

配方　苦瓜、韭菜叶各 100 克，玉米油适量。

制作过程　❶ 韭菜叶切碎，苦瓜切片。❷ 锅内油热后放入韭菜叶、苦瓜片翻炒，加水煮熟即可。

【功效】　主治冠心病及血脂偏高。

解毒排毒，养颜美容

治病食方

清汤苦瓜汁 ▼

【配方】苦瓜 250 克。

【制作过程】❶ 苦瓜用清水洗干净放入锅中，加适量水用文火煮至瓜烂。❷ 待苦瓜凉透后用纱布滤取汁液饮用。

【功效】可用于青春痘的治疗。

猪蹄炖苦瓜 ▼

【配方】苦瓜 300 克，猪蹄 2 只，姜、葱各 20 克，盐、味精、植物油各适量。

【制作过程】❶ 猪蹄汆烫后切块，苦瓜洗净、去子、切成长条，姜、葱拍破。❷ 锅中油热后，放入姜、葱煸炒出香味后加适量清水，放猪蹄和盐同煮。❸ 猪蹄熟时，放入苦瓜稍煮，味精调味出锅。

【功效】促进消化，清热凉血，增加皮肤弹性，减少皱纹。

培元固本，防癌抗癌

治病食方

苦瓜文蛤汤▼

配方 苦瓜 300 克，文蛤 100 克，葱、姜、味精、盐、香油、高汤各适量。

制作过程 ❶ 苦瓜洗净切片，文蛤过水去沙。❷ 锅中放高汤，加入苦瓜片、文蛤、葱、姜、味精、盐一起煮。❸ 煮至汤浓稠时，调入香油即可。

【功效】 补气，杀菌，防癌抗癌。

白果凉瓜▼

配方 苦瓜、白果各适量，盐、味精、淀粉、植物油各少许。

制作过程 ❶ 白果洗净，苦瓜洗净切丁。❷ 炒锅上火入油，放白果、苦瓜及盐、味精炒熟。❸ 最后用淀粉勾薄芡即可。

【功效】 清凉散火，防癌。

西红柿 维生素仓库

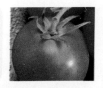

西红柿，学名番茄，又叫洋柿子，自古以来就被认为是有益健康的食物。在欧美有一句俗语："西红柿红了，医生的脸绿了！"

中医属性

《食物中药与便方》中提到，西红柿"清热解毒，凉血平肝"。《陆川本草》中说它"生津止渴，健胃消食，治口渴，食欲不振"。

中医研究

西红柿含有对身体有益的多种营养素。西红柿中膳食纤维和果胶可将胆固醇排出体外，能防治高血压。西红柿中的烟酸有利于保持血管壁的弹性，对防治动脉硬化和冠心病也有帮助。

营养宜忌

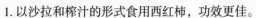

1. 以沙拉和榨汁的形式食用西红柿，功效更佳。
2. 西红柿性寒，不宜空腹大量食用。

营养治病

清热解毒，防治癌症

🍴 **治病食方**

芝麻酱拌西红柿 ▼

[配方] 西红柿 500 克，芝麻酱 50 克，盐、白糖各 10 克。

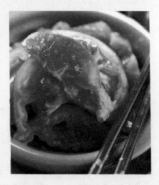

[制作过程] ① 西红柿洗净，用沸水焯后去皮，切成片，放在盘中；芝麻酱用水调开，调时水要一点点地加进，随加随搅拌，调至浓稠状时，加入盐与糖。② 调好的芝麻酱淋在西红柿上，随倒随用筷子轻轻拨动西红柿片（不要把西红柿弄碎），使芝麻酱淋匀入味即可。

【功效】 清热解毒，养颜美容，减肥去脂。

～凉血平肝，治疗肝炎～

治病食方

洋葱拌西红柿 ▼

配方 西红柿 200 克，洋葱 150 克，盐 8 克，白糖 15 克，醋 5 毫升。

制作过程 ❶ 洋葱剥去外层枯皮，削去鳞茎尖端部分，切成桃尖形小块，放入盆中撒入盐 2 克，拌匀腌 15 分钟后，用凉开水洗一遍，捞出沥干放盆中。

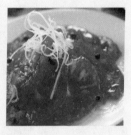

❷ 锅置火上，加入沸水、白糖和剩余的盐，熬至溶化，撇去浮沫，起锅倒入碗中，冷却后加入醋拌匀，放入洋葱浸渍 1 小时。❸ 西红柿洗净放盆内，放入沸水中焯约 2 分钟，取出用凉开水过凉，撕去外皮，切成 12 等份，去掉西红柿瓤。❹ 将西红柿肉摆在盘中央，成荷花心状，把洋葱块紧围西红柿肉，似荷花瓣，将剩余的白糖撒在"荷花心"上即可。

【功效】 杀菌消炎，保护肝脏。

滋阴补肾，治疗前列腺疾病

治病食方

西红柿海带芽汁 ▼

配方 西红柿 200 克，海带芽 100 克，柠檬汁 10 毫升。

制作过程 ❶ 海带芽泡软，切段；西红柿去皮，切块。❷ 将二者放入果汁机中打汁，最后兑入柠檬汁即可。

【功效】 治疗前列腺炎。

芥菜西红柿汤 ▼

配方 西红柿、芥菜、圆白菜各 300 克，姜 2 克，盐适量。

制作过程 ❶ 芥菜和圆白菜洗干净；西红柿去子，洗干净。❷ 煲滚适量水，下芥菜、圆白菜、姜片、西红柿，煲滚后改中火滚 40 分钟，下盐调味即可。

【功效】 健胃，提高免疫功能。

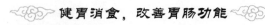

健胃消食，改善胃肠功能

治病食方

西红柿优酪饮料▼

【配方】 西红柿50克，芹菜、苹果各30克，柠檬汁10毫升，优酪乳50毫升。

【制作过程】 ❶ 将西红柿去皮、子，切块；芹菜去叶，切块；苹果去皮、核，切块。❷ 所有材料放在一起打成汁，再加入柠檬汁和优酪乳，即可饮用。

【功效】 缓解消化不良。适合胃肠虚弱时饮用。

西红柿甜椒汁▼

【配方】 西红柿200克，红甜椒50克，柠檬20克。

【制作过程】 ❶ 西红柿去皮，切块；红甜椒去子，切块；柠檬去皮。❷ 将三者一起放入果汁机中打汁，即可。

【功效】 对促进消化、预防动脉硬化非常有效。

萝卜 大众人参

萝卜，又名萝白、土瓜、莱菔，在我国的栽培、食用历史悠久，早在《诗经》中就有记载。萝卜既可用于制作菜肴，炒、煮、凉拌俱佳。

中医属性

《日用本草》认为，萝卜"宽胸膈，利大小便，熟食之，化痰消谷；生啖之，止渴宽中"。《食疗本草》也云其"行风气，去邪热气"。

现代研究

萝卜中含有胆碱等物质，有利于防治高血压。萝卜所含的木质素、钼元素和酶等物质，对癌症的防治有重要意义。萝卜不含草酸，使萝卜及与之搭配的其他蔬菜中的钙更加容易吸收。

营养宜忌

1. 吃萝卜时必须细嚼，这样才能有益吸收。
2. 萝卜不可与人参、西洋参、橘子同食。

营养治病

～ 渗湿利水，治疗肥胖 ～

🍴 治病食方

萝卜丝蛋花汤 ▼

配方 白萝卜200克，鸡蛋3个，蒜、葱末各5克，盐3克，味精1克，水淀粉15克，植物油、香油各10毫升。

制作过程 ❶ 将白萝卜洗净切成丝；蒜拍碎切成蓉；鸡蛋打散。❷ 炒锅置旺火上倒入植物油，烧至五成热时放入蒜蓉爆香，再倒入白萝卜丝略炒，加水煮沸5分钟后，再倒入鸡蛋液，用味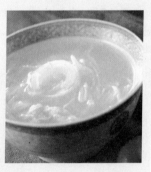精和盐调味并用水淀粉勾薄芡，淋入香油，撒上葱末即可。

【功效】 促进脂肪的代谢，防止肥胖。

清热利湿，防治高血压

治病食方

西红柿萝卜汤▼

配方 白萝卜 300 克，番茄酱 50 克，西红柿 200 克，盐 3 克，味精 1 克，面粉 40 克，植物油 20 毫升。

制作过程 锅中倒入植物油，烧至三成热时拌入面糊，再放番茄酱炒出红油，加清水、白萝卜丝，改小火煮至酥软，下西红柿丁、调味煮沸即可。

【功效】 利水，降压，降脂。

通气解毒，预防癌症

治病食方

萝卜汤▼

配方 白萝卜 300 克，香菜叶 20 克，盐 2 克，高汤 500 毫升，胡椒粉 5 克，味精 1 克，淀粉适量。

制作过程 将萝卜洗净去皮，切成长片，高汤加盐烧开，下萝卜片略煮，加盐、胡椒粉、味精，打去浮沫，撒上香菜即可。

【功效】 顺气，消食，清热，解毒。

～ 益肾利水，治疗小便不利 ～

治病食方

萝卜羊肉汤 ▼

配方 白萝卜 300 克，羊腩肉 400 克，香菜 20 克，葱、姜各 10 克，盐 5 克，味精 2 克，料酒 30 毫升，胡椒粉 3 克，植物油 20 毫升。

制作过程 ❶ 将羊腩肉洗净切成粗丝；白萝卜洗净切成丝。 ❷ 炒锅置旺火上，倒入植物油，放入姜片煸炒出香味后倒入开水，加盐、味精、料酒、胡椒粉调味，水烧开后先放入羊肉煮熟，

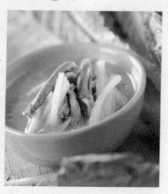

再放入白萝卜，转小火煮至萝卜断生后，撒上葱和香菜即可。

【功效】 护肾利尿，清热生津，补充体力。

牛蒡 蔬菜小霸王

牛蒡，又名大力子、牛鞭菜，是一种以肥大肉质根供食用的蔬菜，叶柄和嫩叶也可食用。牛蒡在我国长期作为药用，近年来才逐渐认识到它的营养、食用价值。

中医属性

传统医学认为，牛蒡性寒，味甘、苦，无毒，入手太阴经；可清热解毒、去风湿、宣肺气，尤善清上、中二焦及头面部的热毒，对风毒面肿、咽喉肿痛、肺热咳嗽等症最为适宜。

现代研究

牛蒡是一种强身健体，防病治病的保健菜。它含有的"菊糖"，是一种可促进性激素分泌的精氨酸，有助人体筋骨发达、增强体力及滋阴壮阳、抗衰老。

营养宜忌

1. 为了保护牛蒡中的有效成分，在炒制时爆炒几下即可出锅。

2. 牛蒡性寒，患有习惯性腹泻者不宜食用。

营养治病

清热利尿，降低血压

🍃 治病食方

蜜汁牛蒡

配方 牛蒡、白糖各 500 克，麦芽 240 克，酸梅、白芝麻各少许。

制作过程 ❶ 牛蒡切成 3 厘米长的段，加水煮至烂熟；加入酸梅并上、下翻动使之入味，再下白糖用小火续熬至白糖溶化，再拌入麦芽，并常翻动以免焦，待水分收干。❷ 食用前拌入少许白芝麻即可。

【功效】 清热去火，稳定血压。

牛蒡雪莲花汤

配方 牛蒡（干）50 克，雪莲花、黑豆各 30 克，香菇 200 克，红枣 3 颗，牛肉 250 克，陈皮、姜各少许。

制作过程 ❶ 将材料洗净，牛肉切片，牛蒡掰成小块。❷ 将全部材料放入锅中，加水，用大火煮沸后，改用微火慢炖 60 分钟左右即可。

【功效】 补肾益气，强身健体，调节血压。

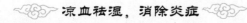

凉血祛湿，消除炎症

治病食方

牛蒡萝卜汤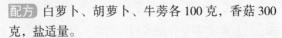

配方　白萝卜、胡萝卜、牛蒡各 100 克，香菇 300 克，盐适量。

制作过程　❶ 白萝卜、胡萝卜均洗净，去皮，切块；牛蒡刷除外皮，洗净，切块；香菇洗净，去蒂，泡软。❷ 所有材料放入锅中，加入适量水，以大火煮开，转小火继续煮 1 小时至熟软，再加入盐调味即可。

【功效】　清热去火，消炎杀菌。

牛蒡排骨汤 ▼

配方　牛蒡、排骨各 250 克，香菜、盐、胡椒粉各少许。

制作过程　❶ 牛蒡切片，泡入醋水中以防止变色；排骨（或五花肉）切小块。❷ 锅内放水煮沸，放入排骨与牛蒡，煮沸后，改用中小火煮 20 分钟左右，加盐、胡椒粉调味。❸ 盛入大碗中，撒入香菜即可。

【功效】　缓解内热，消除身体炎症。

通经活血，预防癌症

治病食方

牛蒡花生酱串 ▼

【配方】 牛蒡 700 克，花生酱适量。

【制作过程】 ❶将牛蒡削皮后，切段，每 3 段用竹签串连。❷将牛蒡串放入烤网上烧烤，烤至表皮微干即可刷上花生酱，再继续烧烤至微干入味即可。

【功效】 调节人体功能，增强抵抗力。

滋阴壮阳，调节内分泌

治病食方

牛蒡炒肉丝 ▼

【配方】 鲜牛蒡 300 克，猪里脊丝 100 克，葱、姜、盐、淀粉 20 克，酱油、醋、料酒、植物油、高汤各适量。

【制作过程】 ❶炒锅下植物油，爆香葱、姜烹入醋、料酒，倒入猪里脊丝，炒至变色。❷下牛蒡丝、盐翻炒，再加入酱油、高汤，用湿淀粉勾薄芡即可。

【功效】 益气养阴，增强体力。

清热解毒，消除便秘

治病食方

山楂牛蒡瘦身汤▼

配方 牛蒡 500 克，山楂 50 克，山药 300 克，胡萝卜、盐各少许。

制作过程 ❶ 牛蒡削皮洗净，切滚刀块，浸在薄盐水中；胡萝卜削皮，切滚刀块；山药切块。❷ 山楂以清水快速冲过，和牛蒡、胡萝卜、山药一道入锅，加水煮沸，转小火煮至牛蒡熟软，加盐调味即可。

【功效】 刺激肠胃蠕动，促进机体吸收养分。

酸甜牛蒡片▼

配方 鲜牛蒡片 200 克，心里美萝卜 25 克，黄瓜 10 克，白糖、白醋、白酱油、冰糖各适量，玫瑰露酒 5 毫升。

制作过程 ❶ 心里美萝卜和黄瓜切片，与焯过水的牛蒡一起入大碗中。❷ 碗中放入白糖、白醋、白酱油略腌，锅上火加一勺水，放入冰糖，溶解后倒入玫瑰露酒，烧开后冷却倒入大碗中，拌匀即可。

【功效】 排出体内毒素，防止脂肪过剩。

芦荟 家庭保健神

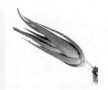

芦荟是集食用、药用、美容、观赏于一身的保健性植物，它蕴含多种营养素，与人体细胞所需物质几乎完全吻合，有着明显的食疗和医疗效果。

中医属性

传统医学认为，芦荟性寒，味苦，入肝、心、脾经，具有消热通便、杀虫疗疳、生肌治伤、抗菌消炎等功效。

中医研究

芦荟大黄素能增强血管功能，使血液运行正常，可作为治疗高血压的辅助药物。芦荟泻素有很强的利尿作用，在预防或治疗肾脏及输尿管结石等方面的效果很好。

营养宜忌

1. 直接食用芦荟生叶是最简单有效的服用方法。
2. 体质虚弱者和少年儿童不要过量食用；孕、经期妇女严禁服用。

营养治病

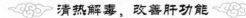

清热解毒，改善肝功能

🍲 治病食方

芦荟海参粥 ▼

配方 芦荟 15 克，海参 60 克，粳米 150 克，料酒 10 毫升，姜 3 克，葱 6 克，盐、鸡精各 2 克，香油 25 毫升。

制作过程 ① 将芦荟洗净，切 2 厘米见方的块；海参去肠杂，洗净，切成丁状；姜切粒，葱切花；粳米淘洗干净。② 将粳米、芦荟、海参、姜、葱、料酒同放锅内，加入清水 500 毫升，置武 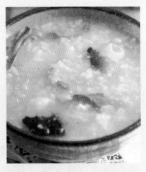 火烧沸，再用文火煮 35 分钟，加入盐、鸡精、香油即可。

【功效】 润肠通便，养阴润燥。

凉血通便，治疗高血压

🥄 治病食方

芦荟黄瓜粥 ▼

配方 芦荟 15 克，黄瓜 40 克，粳米 150 克。

制作过程 ❶ 将芦荟洗净，切 2 厘米见方的小块；黄瓜去皮、瓤，切 2 厘米见方的小块；粳米淘洗干净。❷ 将芦荟、粳米、黄瓜同放锅内，加入清水 500 毫升，置武火烧沸，再用文火煮 35 分钟即可。

【功效】 泻热通便，清热利尿。

芦荟无花果粥 ▼

配方 芦荟 15 克，无花果 20 克，粳米 150 克。

制作过程 ❶ 芦荟洗净，切 2 厘米见方的小块。❷ 无花果洗净，切碎备用；粳米（大米）洗净，浸泡 30 分钟。❸ 将芦荟、粳米、无花果同放锅内，加入清水 500 毫升，置武火烧沸，再用文火煮 35 分钟即可。

【功效】 清热润肠，开胃驱虫，调节血压。

～◎～ 清热利尿，排除结石 ～◎～

治病食方

芦荟菠菜粥 ▼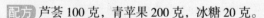

配方　芦荟 15 克，菠菜 100 克，粳米 150 克。

制作过程　❶ 将芦荟洗净，切 2 厘米见方的块；菠菜洗净，切 3 厘米长的段；粳米淘洗干净。❷ 将芦荟、菠菜、粳米同放锅内，加水 500 毫升，置武火烧沸，再用文火煮 35 分钟即可。

【功效】　润肠通便，滋阴润肠，清热解毒。

～◎～ 清热消炎，治疗感冒 ～◎～

治病食方

青苹果芦荟汤 ▼

配方　芦荟 100 克，青苹果 200 克，冰糖 20 克。

制作过程　❶ 将苹果削皮，切成小块。❷ 将芦荟洗净，切成小段。❸ 将苹果、芦荟一齐入锅，加适量水，煎煮 15 分钟，调入冰糖即可。

【功效】　补中益气，生津健胃，清热消炎。

祛湿通便，排毒养颜

治病食方

芦荟肉皮冻▼

【配方】 芦荟叶肉 50 克，猪肉皮 1000 克，茯苓 20 克，白附子、白僵蚕、桃花各 5 克。

【制作过程】 ① 猪肉皮洗净切成小条，芦荟切成丁。茯苓、白附子、白僵蚕、桃花四味装袋扎好。② 将芦荟丁、肉皮和药袋同入锅内，加适量水，小火同煮约 2 小时，取出药袋，将肉皮汤倒入盆内，放冰箱冷藏室，凝结成肉皮冻即可。

【功效】 缓解便秘，美化肌肤。

芦荟香蕉粥▼

【配方】芦荟 15 克，香蕉 100 克，粳米 150 克。

【制作过程】 ① 将芦荟洗净，切 3 厘米见方的块；粳米淘洗干净；香蕉去皮，切 2 厘米长的段。② 将芦荟、香蕉、粳米同放锅内，加水 500 毫升，置武火烧沸，再用文火煮 35 分钟即可。

【功效】 润肠通便，滋阴润肠，清热解毒。

银耳 长生不老药

银耳，又名白木耳、白耳、雪耳，因其色白如银、形如人耳而得名。银耳是一种野生稀有菌类，既为名贵的营养滋补佳品，又是扶正强壮的补药。

中医属性

《饮片新参》认为，银耳"清补肺阴，滋液，治劳咳。"《本草诗解药性注》提及"此物有麦冬之润而无其寒，有玉竹之甘而无其腻，诚润肺滋阴要品"。

现代研究

银耳具有较高的营养价值和药用价值，其含有的酸性异多糖，能滋阴润肺、养胃补肾，能提高人体的免疫力，对老年慢性气管炎，肺源性心脏病有显著疗效；还能明显促进肝脏蛋白质及核酸合成，提高肝脏的解毒功能。

营养宜忌

煮熟后的银耳宜尽快食用，隔夜的银耳汤则最好弃之不食。

营养治病

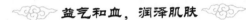

益气和血，润泽肌肤

治病食方

菠萝银耳红枣甜汤▼

【配方】菠萝 125 克，水发银耳 20 克，红枣 8 颗，白糖 10 克。

【制作过程】❶ 将菠萝去皮洗净切块，水发银耳洗净摘成小朵，红枣洗净备用。❷ 汤锅上火倒入水，下入菠萝、水发银耳、红枣煲至熟，调入白糖搅匀即可。

【功效】益气和血，补血养颜。

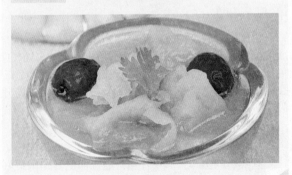

生津止渴，治疗糖尿病

治病食方

银耳绿豆粥 ▼

配方 银耳 15 克，绿豆 100 克。

制作过程 ❶ 绿豆淘洗干净，用冷水浸泡 3 小时；银耳泡软。❷ 绿豆入锅，加适量水，上旺火烧沸，转小火煮 40 分钟，再下入银耳煮 3 分钟离火。❸ 粥自然冷却后，装入碗中，入冰箱冷冻 20 分钟即可。

【功效】 养胃生津，抑制血糖升高。

滋阴补液，防暑降温

治病食方

银耳粥 ▼

配方 银耳 5 克，红枣 5 颗，粳米 60 克，冰糖适量。

制作过程 ❶ 将银耳泡发、撕成瓣块；粳米淘净；❷ 将银耳、红枣、冰糖、粳米一同放入锅内，加水适量置武火上浇沸，再用文火煨至粳米熟透即可。

【功效】 滋阴润肺，清热补脑。

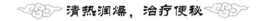

清热润燥，治疗便秘

治病食方

银耳炒香菇 ▼

配方 银耳 20 克，香菇 40 克，料酒 10 毫升，姜 5 克，葱 10 克，盐 4 克，味精 3 克，植物油 35 毫升。

制作过程 ❶将银耳用温水发 2 小时，去蒂头，撕成瓣状；香菇洗净，切成薄片；姜切片，葱切段。❷将炒锅置武火上烧热，加入植物油，烧六成热时，下入姜、葱爆香，随即下入香菇、银耳、料酒，炒熟，加入盐、味精即可。

【功效】 滋阴，润肺，排毒，减肥。

银耳银杏汤 ▼

配方 银耳 60 克，银杏果（白果）12 个，红枣 6 颗，冰糖 30 克。

制作过程 ❶银耳用清水浸发；白果去壳后浸洗；红枣去核洗净。❷锅中加入清水，烧到水滚后，放入所有食材，煮至白果熟透时，放入冰糖即可。

【功效】 排毒，滋阴，润肺。

润肺止咳，治疗慢性支气管炎

治病食方

银耳炒菠菜▼

配方 银耳 100 克，菠菜 50 克，葱、蒜各 10 克，盐、姜各 5 克，植物油 30 毫升。

制作过程 ❶银耳发透，去蒂、撕成瓣状；菠菜洗净，切成 5 厘米长的段，用沸水焯透捞起，沥干水分；姜、蒜切片，葱切花。❷锅置武火上，入油烧至六成热时，下入葱、姜、蒜爆香，加入银耳、菠菜、盐炒熟即可。

【功效】 滋阴止咳。

银耳润补汤▼

配方 银耳 50 克，猪瘦肉 250 克，蚝豉 6 粒，盐少许，甜苦杏 20 克。

制作过程 ❶银耳用水浸发；猪瘦肉洗净；甜苦杏、蚝豉洗净。❷将以上全部材料下煲，放 1500 毫升水煲 2 小时，放入盐即可。

【功效】 润肺，除痰，止咳。

香蕉 水果中的"脑黄金"

香蕉，又名甘蕉、蕉子，是世界上最古老的栽培果木之一，我国早在战国时期就有关于香蕉的记载。作为水果中的"脑黄金"，香蕉又被称为"智慧之果"。

中医属性

传统医学认为，香蕉性寒，味甘，入肺、大肠经，具有清热生津、润肠解毒、养胃抑菌、降压等功效，主治热病伤津、烦渴喜饮、便秘、痔血等病症。

现代研究

香蕉是富含淀粉类多糖的有益水果，燥咳若没有发热现象，可用香蕉来治疗。香蕉中含有果胶，有润燥通便的功效，还能够减少人体对脂肪的吸收。

营养宜忌

1. 将香蕉的果柄切片冲水，有助于降脂降压。

2. 香蕉性质偏寒，胃痛腹凉、脾胃虚寒者少吃。

3. 香蕉含糖量高达 20%，所以糖尿病患者应该控制食用。

营养治病

润燥止咳，治疗支气管炎

治病食方

香蕉粥▼ 🥣

配方 新鲜香蕉250克，冰糖、粳米各100克。

制作过程 ① 先将香蕉去皮，切成丁；粳米淘洗干净，以清水浸泡120分钟后捞出沥干。② 将锅放火上，倒入适量清水，加入粳米，用旺火煮沸，再加入香蕉丁、

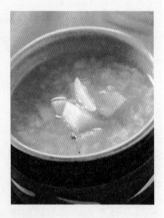

冰糖，改用小火熬30分钟即可。

【功效】 养胃止渴，补脾润肺，滑肠通便，润肺止咳。

清心安神，治疗抑郁症

治病食方

香蕉蛋羹

配方 香蕉 100 克，鸡蛋 4 个，高汤 250 毫升，盐 5 克，大油 10 克。

制作过程 ❶ 将香蕉瓤压制成细泥，加高汤、盐，调匀。❷ 把鸡蛋搅散后，加入香蕉高汤，调和均匀，调入熟大油，置蒸笼中，用旺火蒸熟即可。

【功效】 健脑益智，平复情绪。

香蕉鱼卷

配方 香蕉 500 克，春卷皮 4 张，三文鱼肉 4 块，盐、胡椒粉、植物油各适量，香槟酒、鱼子酱各少许，鱼汤 150 毫升。

制作过程 ❶ 将香蕉瓤压成蕉蓉；鱼块用盐及胡椒粉腌过。❷ 将春卷皮涂上植物油，先铺上一层香蕉蓉，再放上一个鱼块，包成卷，入烤箱，中火烤 8 分钟。将香槟酒、鱼汤、鱼子酱煮浓，淋在鱼卷周围。

【功效】 健脾养胃，益智通便。

清热泻火，治疗便秘

治病食方

蜜汁香蕉▼

配方　香蕉 500 克，白糖 50 克，蜂蜜 15 毫升，桂花酱 2 克，香油 2.5 毫升，淀粉、植物油各适量。

制作过程　❶ 将香蕉瓤切成滚刀块，在淀粉中拖过；炒锅放油，烧至七成热，逐块下香蕉，炸至发黄捞出。❷ 另起锅下香油、白糖，炒至鸡血色，放清水、蜂蜜、桂花酱稍搅，放进香蕉，搅匀即可。

【功效】　通便降压，缓解便秘。

清热解毒，防癌抗癌

治病食方

什锦香蕉羹▼

配方　香蕉 300 克，橘子、苹果、鸭梨、白糖各适量。

制作过程　❶ 把各种水果肉切丁，放入盆中。❷ 锅置火上，下清水和各种果丁煮沸，加入白糖即可。

【功效】　健体润肤，延缓衰老，防癌抗癌。

猕猴桃 水果金矿

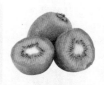

猕猴桃，又名羊桃，毛梨，连楚，李时珍在《本草纲目》中曾有"其形像梨，其色如桃，而猕猴喜食，故有其名"的说法，猕猴桃的名字由此而来。

中医属性

传统医学认为，猕猴桃味甘、酸，性寒；入脾、胃经；具有解热止渴、抗癌、胃降逆、通淋等功效。适用于烦热、消渴、黄疸、石淋、痔疮等病症。

现代研究

猕猴桃富含的果胶不溶于水，能有效降低血液中胆固醇等脂类物质；维生素 C 也可降低血液中的胆固醇；果胶和胆囊中的胆固醇结合排出，能有效地预防胆结石的发生。

营养宜忌

1. 猕猴桃的食用时间以饭前、饭后 2 个小时较为合适，不宜空腹吃。

2. 食用猕猴桃后不要马上喝牛奶。

营养治病

生津养阴，降脂降压

治病食方

猕猴桃西芹汁

配方 猕猴桃、西芹、菠萝各 100 克，蜂蜜 15 毫升。

制作过程 ❶ 西芹洗净，切成小段；猕猴桃去皮取瓤，切成小块；菠萝切成块。❷ 猕猴桃块、西芹段、菠萝块放入榨汁机中，加入凉开水一起榨取汁液。❸ 将榨好的蔬果汁倒入杯中，加入蜂蜜搅拌均匀，即可直接饮用。

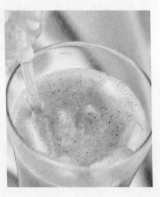

【功效】 降低血压。

～ 清热排毒，保护肝肾 ～

治病食方

西米猕猴桃粥▼

配方 鲜猕猴桃 100 克，西米、白糖各 50 克。

制作过程 ❶鲜猕猴桃冲洗干净，去皮取瓤。❷西米洗净，浸泡回软后捞出，沥干水分。❸取锅加入约 500 毫升冷水，放入西米，先用旺火烧沸，再改用小火煮半小时，加入猕猴桃，再继续煮 15 分钟，加入白糖调味即可。

【功效】 排毒，护肝肾。

猕猴桃烩水果▼

配方 猕猴桃 500 克，桂圆罐头、鲜荔枝、菠萝罐头各 100 克，橙汁 1000 毫升，红樱桃 1 个。

制作过程 ❶将桂圆、菠萝切成小块；鲜荔枝去壳、核；猕猴桃洗净，去皮，切成小块。❷将以上各料放入钵中，加入橙汁、红樱桃，轻轻搅拌均匀，放入冰箱内冰凉，即可食用。

【功效】 强心，益智，补血，健脾。

清热祛火，预防中暑

治病食方

冰糖猕猴桃 ▼

【配方】猕猴桃（去皮）250克，冰糖适量。

【制作过程】将猕猴桃肉切成小块，置于碗中，放入冰糖，上笼蒸至猕猴桃肉烂熟，取出即可食用。

【功效】生津养阴。

清热通淋，预防结石

治病食方

猕猴桃蜜瓜炒虾仁 ▼

【配方】猕猴桃、鲜虾各500克，蜜瓜、柠檬各100克，草莓60克，高汤、盐适量，淀粉少许。

【制作过程】❶ 将猕猴桃、蜜瓜肉切片；柠檬半个切片，半个榨汁；鲜虾仁用热油略炒。❷ 锅置火上，放入高汤，加盐、淀粉、猕猴桃片、蜜瓜片和少许柠檬汁，再加虾仁炒匀。❸ 把草莓、柠檬片伴食。

【功效】治疗积食难消、胃部不适等。

～～ 润燥通便，治疗肥胖 ～～

🥄 治病食方

猕猴桃香蕉奶酪汁▼

配方 猕猴桃、香蕉各 100 克，绿茶粉 6 克，蜂蜜 10 毫升。

制作过程 ❶ 将猕猴桃去皮取瓤，对半切开；香蕉剥皮，果肉切成块。❷ 将猕猴桃瓤、香蕉块倒入榨汁机中，搅打成汁。❸ 杯中加入凉开水，倒入绿茶粉，下入蜂蜜调匀，即可直接饮用。

【功效】 改善便秘，加速排毒。

猕猴桃青果薄荷汁▼

配方 猕猴桃 300 克，苹果 100 克，薄荷叶 30 克。

制作过程 ❶ 猕猴桃去皮取瓤，切成小块；苹果洗净后去核去皮，也切成小块。❷ 薄荷叶洗净，放入榨汁机中打碎，过滤干净后倒入杯中。❸ 猕猴桃块、苹果块也用榨汁机搅打成汁，倒入装薄荷汁的杯中拌匀，即可直接饮用。

【功效】 改善便秘，抑制肥胖。

第三篇

最能补气的
八种营养食物

◎栗子◎红薯◎山药◎香菇
◎红枣◎牛肉◎蜂蜜◎人参

栗子 山中药，树上饭

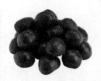

栗子，又名板栗，其果实、果壳、栗树皮、叶、根均可入药，滋补功能堪比人参、当归，能够医治多种疾病，且价廉易得，故备受历代医家推崇，被誉为"山中药"。

中医属性

《本草纲目》有云："栗气温，无毒，益气厚肠胃，令人耐饥。治肾虚，腰腿无力，疗筋骨断碎。"又云："栗可治肾虚，倘腰脚乏力，日食十余粒，并以猪腰煮粥助之，久必强健。"

现代研究

栗子中含有丰富的不饱和脂肪酸、多种维生素和矿物质，能有效预防和治疗高血压、冠心病、动脉硬化等心血管疾病。

营养宜忌

1. 栗子不宜与牛肉一同食用，以免引起呕吐。

2. 食用栗子要适量：生吃过多，难以消化；熟食过多，易阻滞肠胃。

营养治病

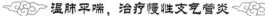

温肺平喘，治疗慢性支气管炎

治病食方

栗子煲老鸭汤▼

配方 栗子 300 克，老鸭 1 只（1000 克），陈皮 10 克，姜 3 片，盐适量。

制作过程 ① 栗子连壳擦洗干净。② 鸭洗净剁块，下锅略汆，取出，用水洗去油分。③ 陈皮浸软刮去瓤。④ 水煲滚，将栗子、老鸭、陈皮、姜加入滚水中，改为小火煲 3 小时，加盐调味。

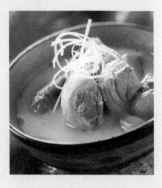

【功效】 温肺健脾，止咳平喘。

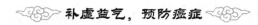

补虚益气，预防癌症

治病食方

桂花甜栗泥 ▼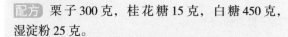

【配方】 栗子 300 克，桂花糖 15 克，白糖 450 克，湿淀粉 25 克。

【制作过程】 ❶ 先将栗子蒸熟，取起用刀碾成蓉状，再将桂花糖放在汤碗里。❷ 锅上火，注入开水，加入白糖，待溶解后把栗子蓉放入搅匀，待滚，用湿淀粉推茨，倒入汤碗内即可。

【功效】 提高机体免疫功能，预防癌症。

核桃栗子羹 ▼

【配方】 栗子、核桃仁各 50 克，冰糖 10 克。

【制作过程】 ❶ 将核桃仁用净锅炒香；栗子去皮，炒香，切两瓣，放入锅内，加水 300 毫升，置大火烧沸，再用小火煮 1 小时。❷ 将冰糖打成屑，放入炒锅内，加水 50 毫升，置火上熬成糖汁，将糖汁放入核桃栗子羹内，搅匀即可。

【功效】 健脾，益气，强筋，补虚。

益气健脾、防治胃肠道功能紊乱

治病食方

栗子核桃煲凤爪

配方 栗子、猪瘦肉各 200 克，鸡爪 300 克，核桃仁 50 克，冬菇 25 克，红枣 5 颗，姜 3 片，盐适量。

制作过程 ❶ 鸡爪去脚衣，斩去爪尖；猪瘦肉洗净，用水焯过。❷ 所有材料放入煲内，加水。大火煮沸后，转小火煲 2 小时，加盐调味即可。

【功效】 健脾，益气，养胃。

补肾强筋，治疗前列腺炎

治病食方

栗子香菇

配方 栗子、香菇各 200 克，色拉油 30 毫升，葱、姜、蒜、盐、耗油各少许。

制作过程 锅上火加油，爆香葱、姜、蒜，放入香菇、栗子及调料、清水翻炒，小火收汁即可。

【功效】 养胃，健脾，补肾，活血。

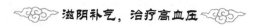

滋阴补气，治疗高血压

治病食方

腐竹炒栗肉 ▼

【配方】栗子肉 150 克，水发腐竹 200 克，湿淀粉 15 克，熟植物油 40 毫升，盐、味精、白糖、酱油、高汤各适量。

【制作过程】❶ 腐竹切块；锅置旺火上，放油，烧热后投入栗子肉、腐竹，添入高汤。❷ 栗子肉熟后，加入盐、味精、白糖、酱油烧开，用湿淀粉勾芡，淋入香油，调匀即可。

【功效】降血压。适用于高血压病患者。

栗子莲藕煲 ▼

【配方】栗子 300 克，鲜莲藕 250 克，葡萄干 150 克，盐 5 克，味精 2 克。

【制作过程】❶ 将莲藕切薄片。❷ 将莲藕、栗子肉与水入煲放到炉火上加热至沸后，改中火煲 40 分钟。加葡萄干，再煲 5 分钟，加盐即可。

【功效】抑制血压升高。

红薯 抗癌冠军菜

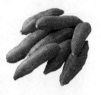

红薯，学名甘薯，又名白薯、番薯等，在我国广泛种植和食用，是世界公认的粮菜兼用、价廉物美、老少咸宜的健身长寿食品。

中医属性

传统医学认为，红薯性平，味甘；入脾、胃、大肠经，具有和血补中、宽肠通便、益气生津等功效，主治痢疾下血、习惯性便秘、血虚、月经失调、小儿疳积等症。

现代研究

红薯营养十分丰富，含有大量的糖、蛋白质、脂肪和各种维生素及矿物质，能被人体有效地吸收，防治营养不良症，提高人体免疫力。

营养宜忌

1.多吃红薯易滞气、胃灼热、吐酸水、腹胀和排气，最好与米、面搭配食用，缓解不适。

2.糖尿病、溃疡病、疟疾以及腹胀患者应少食。

营养治病

补中生津，防癌抗癌

治病食方

红薯胚芽粥▼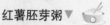

配方 黄心红薯、胚芽米各50克，粳米100克，白糖10克。

制作过程 ①粳米、胚芽米淘洗干净，用冷水浸泡半小时，捞出，沥干水分；黄心红薯洗净，去皮切成小块。②锅中加入约1000毫升冷水，将粳米、胚芽米放入，用旺火烧沸后放入薯块，改用小火熬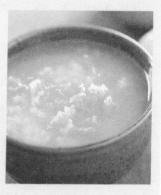煮成粥，下入白糖拌匀，即可盛起食用。

【功效】 防癌抗癌。

～∂৩ 益气补肾，治疗肾虚腰痛 ～∂৩

治病食方

红薯排▼

配方　甜红薯 250 克，白糖 150 克，奶油、面粉各 100 克，鸡蛋 2 个，料酒、香料末、冰糖末各适量。

制作过程　❶ 将甜红薯打成浆，用漏斗过滤；白糖、奶油、鸡蛋、料酒、香料、红薯浆、面粉调匀擀成面皮。❷ 将红薯等铺在面皮上，再把面切成条，入炉烘烤，至熟取出，撒上一层冰糖末即可。

【功效】　和血补中，开胃健脾，宽肠通便。

～∂৩ 益气理肠，治疗习惯性便秘 ～∂৩

治病食方

红薯红枣汁▼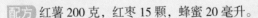

配方　红薯 200 克，红枣 15 颗，蜂蜜 20 毫升。

制作过程　将红薯块和红枣片放入锅内，加入冷水，用旺火煎熬至水剩下一半时，加入蜂蜜调匀即可。

【功效】　益气通便。

～ 补气养血，益肤美容 ～

治病食方

红薯芥菜黄豆汤 ▼

配方 红薯 380 克，芥菜 300 克，黄豆 75 克，猪瘦肉 100 克，姜 2 克，盐适量。

制作过程 ① 红薯去皮洗干净，切厚块；洗干净芥菜和黄豆；洗干净猪瘦肉，氽烫后再冲洗干净。② 煲滚适量水，放入红薯、芥菜、黄豆、猪瘦肉和姜片，水滚后改文火煲约 90 分钟，下盐调味即可。

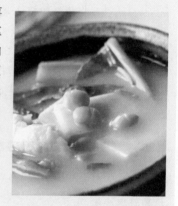

【功效】 调理肠胃，治疗便秘，预防暗疮。

山药 白人参

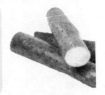

山药，又名淮山药、薯药、山芋。山药在我国已有3000多年的栽培历史，作为上等的保健食品及中药材料，它具有极高的营养价值，素有"白人参"的美称。

中医属性

《本草再新》有曰，山药"健脾润肺，化痰止咳，开胃气，益肾水，治虚劳损伤，止吐血遗精"。

现代研究

山药中富含蛋白质、维生素和膳食纤维，具有补脾开胃作用，常食滋补强壮效果明显，对低血压患者有益；凡肾亏遗精，妇女白带多、小便频数等症，亦可经常服用。

营养宜忌

1. 为了更好地发挥治病效用，应将山药磨泥后直接食用。

2. 山药有收涩的作用，大便燥结者不宜食用。

3. 女性食用山药过量会导致月经紊乱，每次应少量食用。

营养治病

～补脾益胃，治疗慢性胃炎～

治病食方

山药炒荠菜 ▼

【配方】鲜山药300克，荠菜30克，料酒10毫升，姜5克，葱10克，盐3克，鸡精2克，植物油35毫升。

【制作过程】❶ 山药去皮，切丝。❷ 将炒锅置武火上烧热，加入植物油，烧六成热时，下入姜、葱爆香，再下入山药、荠菜、料酒炒熟，加入盐、鸡精即可。

【功效】健脾，保护胃壁，治疗慢性胃炎。

山药炖苦瓜 ▼

【配方】山药、苦瓜各100克，料酒10毫升，姜5克，葱10克，盐3克，味精2克，大油35克。

【制作过程】❶ 将山药块、苦瓜块、料酒、姜、葱同放炖锅内，加适量水用武火烧沸。❷ 再用文火炖煮35分钟，加入盐、大油、味精即可。

【功效】补气，健胃。

补益气血，治疗低血压

治病食方

山药肉丸汤▼

配方 山药粉 50 克，猪瘦肉泥 150 克，姜末、葱花各 10 克，料酒 10 毫升，盐、味精各 3 克，高汤适量。

制作过程 ❶ 将姜、葱、山药粉放入肉泥内，加入盐拌匀，制成肉丸。❷ 将制成的肉丸用高汤煮熟，加入味精即可。

【功效】 补脾胃，益气血。适用于低血压症患者。

山药三米粥▼

配方 山药粉 50 克，大米、玉米粒、高粱米各 30 克，白糖 20 克。

制作过程 ❶ 将大米、玉米粒、高粱米淘净，煮 50 分钟。❷ 加入山药粉、白糖搅匀，再烧沸即可。

【功效】 健脾和胃，补益气血。低血压症、胃下垂患者食用尤佳。

～滋肾益气，治疗遗精～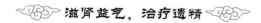

治病食方

一品山药▼

配方 山药粉 500 克，面粉 150 克，核桃仁、大油各 10 克，果脯适量，蜂蜜 15 毫升，白糖 100 克，淀粉少许。

制作过程 ❶ 将蜂蜜、白糖、大油和淀粉搅在一起，加热制成蜜糖。❷ 将山药粉与面粉加水调匀，揉成面团，按成饼状，撒上核桃仁、果脯，蒸 20 分钟；出锅后在圆饼上浇一层蜜糖。

【功效】 补肾滋阴，强身健体。

山药蛋黄粥▼

配方 山药 500 克，鸡蛋、糯米粉、白糖各适量。

制作过程 ❶ 糯米粉用温水搅拌成浆；山药去皮洗净，剁细过筛；鸡蛋打入碗内，捞出蛋黄，用冷水调匀。❷ 锅中倒入冷水，放入山药末，煮沸两三次后将鸡蛋黄均匀加入，等待再次煮沸，加入糯米粉浆调匀煮熟，然后加入白糖，搅拌均匀即可。

【功效】 强健机体，滋肾益精。

~🌀~ 滋阴润肺，治疗咳嗽 ~🌀~

🍶 治病食方

山药炖冬瓜▼ 🍜

配方　山药（鲜品）、冬瓜各 100 克，料酒 10 毫升，姜 5 克，葱 10 克，盐、鸡精各 2 克，大油 20 克。

制作过程　❶ 将山药块、冬瓜块、料酒、姜、葱同放炖锅内，加适量水用武火烧沸。❷ 文火炖 35 分钟，加入盐、味精、大油即可。

【功效】　健脾，平喘。

~🌀~ 健脾利尿，缓解肥胖 ~🌀~

🍶 治病食方

山药豆腐粥▼

配方　山药 20 克，豆腐 50 克，大米 100 克。

制作过程　将大米、山药片、豆腐丁同放锅内，加适量水用武火烧沸。再用文火煮 35 分钟即可。

【功效】　健脾，利尿，减肥。

⌒⌒⌒ 整肠理气，治疗腹泻、痢疾 ⌒⌒⌒

治病食方

山药红枣粥 ▼

配方 山药 50 克，大米 150 克，红枣 6 颗，红糖 20 克。

制作过程 ① 将红枣去核，山药去皮切片，与大米同放锅内，加适量水烧沸。② 用文火煮 30 分钟，加入红糖搅匀。

【功效】 补脾胃，止泻。对脾虚肠炎患者尤佳。

青酥山药 ▼

配方 山药 500 克，白糖 125 克，淀粉 100 克，植物油 750 毫升，醋 30 毫升。

制作过程 ① 将新鲜山药蒸熟后去皮，切片，用植物油炸至金黄。② 将炸山药片放入另一锅里，加入清水、白糖，用文火烧 5~6 分钟后，加醋、味精，用淀粉勾芡即可。

【功效】 健脾胃，补肺肾。

香菇 植物皇后

香菇又名香菌、香蕈，是世界上最著名的食用菌之一。我国是世界上最早栽培香菇的国家，生长在崇山峻岭之中的香菇，滋味鲜美，营养丰富。

中医属性

《日用本草》说，香菇"益气，不饥，治风破血"。《本经逢原》称香菇可以"大益胃气"。

现代研究

香菇含有的香菇多糖、核糖核酸和 β－葡萄糖酶，能减轻肠胃负担、促进食欲、缓解胃痛；还能有效抑制肿瘤细胞的增殖，进而起到防癌抗癌的功效。

营养宜忌

1. 香菇的有效成分多为水溶性，因此煮成汤并且连同汤汁一起食用效果更好。

2. 患有顽固性皮肤瘙痒症者忌食香菇。

3. 香菇为"发物"，脾胃寒湿气滞者慎食。

▌营养治病

~~~ 益肾利水，治疗慢性肾炎 ~~~

治病食方

香菇拌鸡丝 ▼

配方 香菇 100 克，熟鸡肉 300 克，香菜 30 克，盐、味精各 4 克，胡椒粉 2 克，香油 10 毫升。

制作过程 ❶ 香菇去掉蒂，洗净切丝，入开水中烫熟捞出，凉凉后沥干水分；香菜洗净切成段。❷ 熟鸡肉切成丝，放入盘中，加香菇丝、盐、味精、胡椒粉、香油，拌调均匀，撒上香菜段即可。

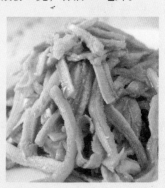

【功效】 补肾，利尿。

消食化积，治疗胃痛

治病食方

香菇白菜羹 ▼

配方 香菇 60 克，圆白菜 250 克，魔芋球 100 克，盐、姜淀粉各适量，植物油 45 毫升。

制作过程 ❶ 香菇去蒂泡软；魔芋球对半切；圆白菜洗净撕成小块。❷ 植物油入锅烧热，倒入香菇和魔芋球略炸片刻，捞起沥干油；将圆白菜倒入热油锅内炒软。❸ 将 3 碗水倒入圆白菜锅中，加盐和姜末煮沸；放入香菇、魔芋球同煮开约 2 分钟，以湿淀粉勾芡拌匀即可。

【功效】 促进食欲，缓解胃痛。

笋菇菠菜汤 ▼

配方 香菇、笋各 50 克，菠菜、盐、香油各适量。

制作过程 ❶ 菠菜洗净，切成约 6 厘米长的段；笋切片；香菇浸透切丝。❷ 将菠菜、笋片、香菇同放入锅中，加水、盐盖好盖，煮沸约 1 分钟，淋上香油即可。

【功效】 改善消化不良。

～ 补气养血，治疗妇女产后缺奶 ～

治病食方

美味脆"鳝" ▼

配方 大朵干香菇 40 克，姜汁、白醋、糖、淀粉、番茄酱、植物油、五香粉、香油各适量。

制作过程 ❶ 干香菇泡开，剪成长条状，均匀地沾裹上淀粉，放入油锅炸至金黄捞出。❷ 重起锅，油热后加调料淋入香油，放入香菇条拌炒即可。

【功效】 增强记忆力，改善睡眠质量。

冬菇鸡粒粥 ▼

配方 香菇 20 克，鸡脯肉、粳米各 100 克，香葱、盐、胡椒粉、淀粉、香油各适量。

制作过程 ❶ 粳米用冷水浸泡半小时，捞出。❷ 鸡脯肉粒，加入盐、味精、淀粉腌渍 15 分钟。❸ 香菇泡发回软，切丁。❹ 锅中加入冷水，将粳米放入，先用旺火烧沸，转小火熬煮 45 分钟，再加入鸡肉粒、香菇及调料，搅拌均匀，撒入葱末即可。

【功效】 镇静，安神。

红枣　天然维生素丸

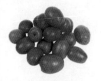

红枣，又叫刺枣、良枣，其皮薄肉厚，甘甜适中，为秋冬进补之佳品，在我国种植已有3000多年的历史。红枣富含营养物质和多种微量元素，具有独特的保健功效。

中医属性

《神农本草经》中提及，红枣可"平胃气，通九窍，补心气、少津液、身中不足，和百药"。《日华子本草》言其能"润心肺，止嗽。补五脏，治虚劳损，除肠胃癖气"。

现代研究

鲜枣中丰富的维生素C，使体内多余的胆固醇转变为胆汁酸，结石形成的概率也就随之减少。维生素C和有机酸还能抑制肿瘤细胞，甚至可使肿瘤细胞向正常细胞转化。

营养宜忌

1. 红枣不可过量食用，否则会有损消化功能。
2. 不能吃腐烂的红枣，否则会出现中毒反应。

▌营养治病

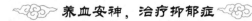

❧ 治病食方

枣泥桂圆羹▼ 🥣

配方 金丝蜜枣 30 克，桂圆肉 50 克，桂花糖 100 克。

制作过程 ❶ 金丝蜜枣放入锅中，洗净入水煮 1 小时，过筛成泥，重新放入锅中，煮枣的原汁倒入锅中，放入桂花糖。❷ 桂圆肉用温水泡软，用凉水冲洗干净，放入枣泥锅内，煮 20 分钟即可。

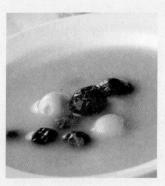

【功效】 健脑，养血，通血。主治神经衰弱等症。

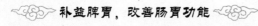

补益脾胃，改善肠胃功能

治病食方

红枣布丁▼

配方　红枣 30 颗，淡乳 500 毫升，白砂糖 100 克，玉米粉 150 克，盐适量，五香粉少许。

制作过程　① 红枣煮熟，去皮，去核，枣汁留用。② 将盐、白砂糖、玉米粉一起用冷水调稀倒入枣汁中，上火边煮边搅，再慢慢地倒入淡乳，加入枣肉。③ 煮沸离火，加五香粉，凉凉即可。

【功效】补益脾胃，帮助消化。

枣菇蒸鸡▼

配方　红枣 20 颗，香菇 50 克，净鸡肉 150 克，湿淀粉 6 克，酱油、盐、料酒、白糖、葱段、姜丝、蒜片、香油、鸡清汤各适量。

制作过程　① 将鸡肉洗净，切成肉条。② 将鸡肉条、香菇、红枣放入碗内，加入调料拌匀，上笼蒸约 15 分钟，蒸熟取出，淋上香油即可。

【功效】补中益气，改善肠胃功能。

滋阴益气，治疗心血管疾病

治病食方

芹枣汤▼

配方 红枣 20 颗，芹菜 100 克，盐 3 克，味精 2 克，葱段 10 克，植物油 20 毫升。

制作过程 ❶ 将芹菜切段；红枣去核。❷ 锅中加入植物油，烧热，爆香葱段，加芹菜煸炒，放入适量水、红枣、盐、味精，煮至熟即可。

【功效】 清热平肝，健脾养心。

养血柔肝，预防肝病

治病食方

红枣煮鸡肝▼

配方 红枣、大料各 20 颗，鸡肝 250 克，酱油、料酒、盐、葱段、姜片各适量。

制作过程 ❶ 鸡肝入开水锅中焯一下，滤去血水。❷ 锅置火上，加水、鸡肝、调料煮 30 分钟即可。

【功效】 补肝养血。主治慢性肝炎。

牛肉 肉中骄子

牛肉是一种常见的肉食，仅次于猪肉，为我国的第二大肉类食品。牛肉味道十分鲜美，营养组成接近人体需要，易被人体吸收，对增长肌肉、增强力量特别有效。

中医属性

《医林纂要》中有曰："牛肉味甘，专补脾土，脾胃者，后天气血之本，补此则无不补矣。"《本草拾遗》提及牛肉可"消水肿，除湿，补虚"。

现代研究

牛肉中富含丙氨酸、亚油酸和维生素 B_{12}，可促进人体肌肉组织新陈代谢；牛肉中的维生素 B_6 能够促进蛋白质的新陈代谢和合成，从而有助于体虚者身体的恢复；而锌与谷氨酸盐和维生素 B_6 共同作用，能增强人体的免疫力。

营养宜忌

1. 牛肉汤是治疗慢性腹泻、脱肛的良药。
2. 用牛肉与大米煮粥，对脾胃虚弱者的恢复大有裨益。

营养治病

 健脾安中，治疗糖尿病

治病食方

蚝油牛肉▼ 🍲

配方 腌牛肉片 300 克，蒜蓉、姜片各 5 克，料酒 5 毫升，葱段 10 克，味精、胡椒粉各 3 克，香油 3 毫升，水淀粉 10 克，酱油 10 毫升，高汤 50 毫升，蚝油 8 毫升，植物油 60 毫升。

制作过程 ❶ 将蚝油、酱油、香油、味精、胡椒粉、水淀粉、高汤调成芡汁。❷ 炒锅置旺火上，倒入植物油，烧至五成热时放入腌牛肉片过油，至九成熟时捞出，沥净油。

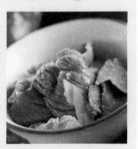

❸ 炒锅重置火上烧热，放入葱段、姜片、蒜蓉炒出香味，放入炒好的牛肉片，烹入料酒，用水淀粉勾芡，淋入芡汁，炒匀即可。

【功效】 补气益血，降低血糖。

～☆ 活血养气，预防癌症 ☆～

🍳 治病食方

胡萝卜枸杞煮牛肉 ▼

配方 牛肉 200 克，胡萝卜 100 克，山楂 15 克，枸杞 12 克，姜 5 克，葱 10 克，植物油 50 毫升。

制作过程 ❶牛肉、胡萝卜分别切块。❷锅中放植物油，烧至六成热时爆香姜、葱，下牛肉、胡萝卜、山楂、枸杞、盐，倒入水，文火煮 1 小时即可。

【功效】 益气，养胃，强筋，健骨。

青豆炒牛肉末 ▼

配方 牛肉末 200 克，青豆 100 克，洋葱粒 60 克，甘笋 50 克，蒜蓉 20 克，料酒 20 毫升，白糖 5 克，酱油、蚝油各 15 毫升，水淀粉 30 克，植物油 40 毫升。

制作过程 ❶炒锅置旺火上，倒入植物油，烧至五成热时爆香蒜蓉，加牛肉末炒散，盛出。❷锅留底油，烧热后加入洋葱粒、甘笋、青豆炒熟，加入酱油、白糖、料酒、蚝油拌匀，加水淀粉勾芡即可。

【功效】 提高免疫力。

补中益气，治疗胃痛

治病食方

姜汁牛肉饭

配方 牛肉馅 150 克，粳米 200 克，姜汁、酱油、植物油各适量。

制作过程 ❶ 将牛肉馅放入碗内，加入姜汁，拌匀后，放入酱油少许、植物油适量，再拌匀。❷ 将粳米淘净，放入盆内，上笼用武火蒸 40 分钟，揭开盖，将姜汁牛肉倒入饭面上，继续蒸 15 分钟即可。

【功效】 补中益气，抗衰老，强筋健骨。

强筋健骨，缓解肌肉酸痛

治病食方

芡实炖牛肉

配方 牛肉 300 克，芡实 30 克，料酒 10 毫升，姜 5 克，葱 10 克，盐、鸡精各 3 克，鸡油 30 毫升。

制作过程 将芡实、牛肉、姜、葱、料酒放炖锅内，加水，置武火烧沸，再用文火炖 35 分钟，调味即可。

【功效】 疏经活络，强筋健骨。

蜂蜜 甜蜜的良药

蜂蜜不仅是人类古老而传统的医疗保健药品，而且也是食用价值很高的天然营养食品，其珍稀的成分、神奇的功效已广为人知，成为日常生活中一味"甜蜜的良药"。

中医属性

《本草纲目》认为，蜂蜜能"和营卫，润脏腑，通三焦，调脾胃"。传统医学认为，蜂蜜性甘味平，入脾、肺、大肠经，可润肺止咳、滑肠通便。

现代研究

蜂蜜中含有大量的维生素，其中以 B 族维生素和维生素 C 为最多，可以增强对疾病的抵抗力，即使在已经患有传染病的情况下，也能帮助减轻病情，促进康复。

营养宜忌

1.饮酒之后，含服浓蜂蜜，能加速酒精分解，消除酒后头痛，减少酒精对肝的损害。

2.痰湿内蕴、中满痞胀、肠滑泄泻者忌服蜂蜜。

营养治病

～润肺平喘，治疗肺结核～

治病食方

柳橙菠萝汁 ▼

配方 蜂蜜 10 毫升，柳橙、西红柿各 100 克，菠萝 150 克，柠檬 50 克，西芹 200 克。

制作过程 ❶ 西红柿洗净，柳橙去皮，与菠萝均切成小块；西芹洗净，切成小段；柠檬去皮，果肉切块。❷ 将上述蔬果全部放进榨汁机中榨取汁液。❸ 将蔬果汁倒入杯中，添加蜂蜜调匀即可直接饮用。

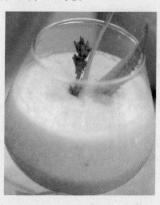

【功效】 改善心肺功能。

益肾补虚，降低血压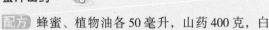

治病食方

蜜汁山药 ▼

配方 蜂蜜、植物油各50毫升，山药400克，白糖100克，桂花酱10克。

制作过程 ① 山药去皮入笼屉蒸透后切成长片；炒锅倒油，烧至七成热时下山药，炸3分钟捞出。② 锅留少许底油，放入白糖，小火炒成鸡血色，加开水、蜂蜜、桂花酱，将汁熬煮浓，倒入山药，颠翻几下，使蜜汁裹满山药即可。

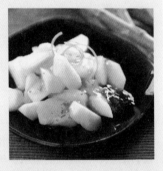

【功效】 补虚，润燥，解毒，利水，降压。

百草之王

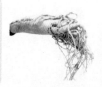

人参是一种名贵的中药材，盛产于我国东北的长白山地区。作为滋补药膳的圣品，人参无论其药物成分，还是药理作用，都是当之无愧的"百草之王"。

中医属性

《本草纲目》曰："人参治男妇一切虚证。"传统医学认为，人参性温，味甘微苦。

现代研究

人参具有特殊的营养补益价值和良好的治疗作用。它富含的肽和氨基酸能够增加机体免疫球蛋白的含量，增强免疫功能。人参能够降低血中胆醇和甘油三酯的含量，从而起到预防和延缓动脉粥样硬化的作用。

营养宜忌

1. 人参可用来佐膳，但忌用铁锅煎煮。

2. 人参有明显的强壮兴奋作用，凡体质健壮之人皆不宜服食。

3. 在食用人参期间，一般忌吃山楂、萝卜。

营养治病

益气养阴，治疗糖尿病

治病食方

人参鸡肉汤▼

配方 人参10克，淮山药15克，红枣15颗，老母鸡1只，料酒、姜、葱、味精、盐各适量。

制作过程 ① 将老母鸡宰杀，去毛及内脏，洗净切块。② 锅置火上，加适量清水，放入鸡块、人参、淮山药、红枣、姜、葱、料酒及少许盐，用旺火煮沸后，改用文火煮至鸡肉熟透，加入味精、盐调味。

【功效】 温中益气，填精补髓，活血调经。

～✿ 温中健脾，治疗胃病 ✿～

🍵 治病食方

党参鲜鱼锅 ▼

配方 人参 12 克，鲜鱼 400 克，姜、葱、盐各适量。

制作过程 ❶ 鱼刮净鳞，去鳃和肠肚，洗净，切成两段。❷ 党参冲过水，盛入汤锅，加 4 碗水煮沸，改小火熬高汤，约熬 20 分钟。❸ 姜洗净，切丝；葱洗净，切段。❹ 将鱼放入锅中，下姜丝，改中火煮至鱼熟嫩，加葱段、盐，再煮沸一次即可。

【功效】 补中益气，调和胃气，促进神经传导。

洋参猪血豆芽汤 ▼

配方 西洋参 15 克，新鲜猪血、大豆芽（去根和豆瓣）各 250 克，猪瘦肉 200 克，姜 2 克，盐少许。

制作过程 ❶ 将所有材料用清水洗干净。❷ 西洋参和猪瘦肉切成片状；姜去皮切片。❸ 瓦煲内放入适量清水，用猛火煲至水滚，然后放入全部材料，改用慢火继续煲 1 小时左右，加盐调味即可。

【功效】 可养神、补血，暖胃，有助于保持精力。

益气补肾，治疗男性疾病

治病食方

养生减肥保健茶 ▼

配方 丹参、何首乌、北沙参各 15 克，白糖适量。

制作过程 丹参、何首乌、北沙参加水适量，煎熟即可。

【功效】 补肾养胃，生津填精，活血通脉，抗老祛病。

参芪补膏 ▼

配方 人参 60 克，黄芪 100 克，当归 50 克，红枣、红糖各适量。

制作过程 ❶ 黄芪、人参、当归加水煮 2 次，取汁浓缩。❷ 将红枣用文火煮烂，取汁及枣泥，入药汁中煮，加入红糖收膏。

【功效】 补脾益胃，养血调经。

～✿～ 补气生血，治疗贫血症 ～✿～

🍴 治病食方

党参红枣凤爪煲 ▼

配方 人参 100 克，红枣适量，凤爪 300 克，姜 10 克，盐 20 克，味精 15 克，白糖 5 克。

制作过程 ❶ 凤爪砍去爪，姜去皮切片，红枣洗净，人参切段。❷ 瓦煲注入清水，加入凤爪、红枣、姜、人参煲 40 分钟。❸ 调入盐、味精、白糖，用小火煲 5 分钟即可。

【功效】 补气生血。

人参鹌鹑汤 ▼

配方 人参、山药各 20 克，鹌鹑 250 克，盐适量。

制作过程 ❶ 将鹌鹑洗净，切块，放砂锅中加入山药、人参及适量盐、清水。❷ 用文火炖 30 分钟即可食肉饮汤。

【功效】 健脾益胃，强壮身体。适用于体质虚弱、脾胃不足引起的食欲不振、消化不良等症。

第四篇

最能补血的
六种营养食物

◎花生◎胡萝卜◎葡萄◎乌贼
◎猪血◎当归◎

花生 长生果

花生，学名落花生，又名地果、唐人豆。花生长于滋养补益，延年益寿，所以民间又称其为"长生果"。花生的营养价值比粮食高，甚至能与鸡蛋、牛奶、肉等相比。

中医属性

传统医学认为，花生性平，味甘；入脾、肺经，具有扶正补虚、悦脾和胃、润肺化痰等功效。

现代研究

花生中的卵磷脂不仅能益智，还可延缓老化；炒熟的花生中钙含量极高，可以促进骨骼的生长发育。花生的蛋白质中含十多种人体所需的氨基酸，可促使细胞发育和增强大脑的记忆能力，预防老年痴呆症。

营养宜忌

1. 将花生连红衣一起与红枣配合食用，既可补虚，又能止血，最宜用于身体虚弱的出血病人。

2. 花生炒熟或油炸后，性质热燥，不宜多食，而在花生的诸多吃法中以炖食最佳。

128

营养治病

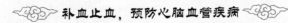

补血止血，预防心脑血管疾病

治病食方

花生山药粥

配方 花生米、山药各50克，粳米100克，冰糖10克。

制作过程 ❶ 将花生米、粳米淘洗干净，用冷水分别浸透；山药洗净，去皮，切成细丁。❷ 锅中加入冷水，将花生米、粳米放入，用旺火烧沸，加入山药丁，然后改用小火熬煮成粥，加入冰糖即可。

【功效】 抗衰老，保护血管。

花生菠菜粥

配方 花生米50克，粳米100克，菠菜200克，盐2克，味精1克，植物油10毫升。

制作过程 将粳米与花生米一同放入锅中，加适量水和植物油，先用旺火烧沸，再改用小火煮至花生米熟透。放入菠菜末和调料煮沸即可。

【功效】 排毒净血，预防心脑血管疾病。

～ஒ௸ 活血润燥，预防癌症 ஒ௸～

治病食方

卤花生▼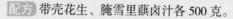

配方 带壳花生、腌雪里蕻卤汁各 500 克。

制作过程 ❶ 带壳花生淘洗干净，将每个花生捏开口，放入腌雪里蕻的卤汁中浸泡 2 天。❷ 将带壳花生捞出放锅中加适量的水，置炉火上用旺火烧开，改用中火煮半小时即可。

【功效】 调理肠胃功能。

～ஒ௸ 益气养血，滋补靓发 ஒ௸～

治病食方

郁李仁花生粥▼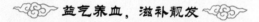

配方 花生米、粳米各 100 克，郁李仁 20 克。

制作过程 ❶ 将郁李仁研成粉；花生洗净；粳米淘洗干净。❷ 将郁李仁、花生米、粳米同放炖锅内，加水，先用武火烧沸，再用文火煮熟即可。

【功效】 润肠通便，养血补脾。

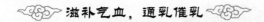

滋补气血，通乳催乳

🍲 治病食方

花旗参薏米花生汤 ▼

配方 花生米 75 克，花旗参片 19 克，薏米 38 克，猪瘦肉 300 克，姜 2 克，红枣、盐各适量。

制作过程 ❶ 洗干净花旗参、薏米和花生米；红枣去核洗净；洗干净猪瘦肉，氽烫后再冲洗干净。❷ 煲滚适量水，放入上述食材和姜片，水滚后改文火煲约 2 小时，下盐调味即可。

【功效】 清热提神，通乳，养颜润肤。

花生红枣粥 ▼

配方 花生米、红豆各 50 克，粳米 100 克，红枣 5 颗，白糖 10 克。

制作过程 锅中加入约 1500 毫升冷水，放入红豆、花生米、粳米，旺火煮沸后，放入红枣，再改用小火慢熬至粥成，以白糖调味即可。

【功效】 通乳，催乳。

胡萝卜 人体的保护神

胡萝卜，又名红萝卜、黄萝卜，因其来自胡地，味似萝卜，因而被称为胡萝卜。胡萝卜是一种难得的果、蔬、药兼用之品，对人体具有多方面的保健功能。

中医属性

《本草纲目》中指出，胡萝卜可以"下气补中，利胸膈肠胃，安五脏，令人健食"。传统医学认为，胡萝卜性微寒，味微苦甘辛；入肝、胃、肺经，具有下气补中、补肝益肺、健脾利尿、驱风寒等功效。

现代研究

胡萝卜中含有九种氨基酸，其中人体必需的氨基酸占五种。临床实践证明，胡萝卜有降压、降血糖、强心的作用。胡萝卜中富含的维生素 A、维生素 C 和胡萝卜素可调节视网膜感光物质合成，缓解眼疲劳。

营养宜忌

1. 胡萝卜应搭配油脂来烹食。
2. 胡萝卜不宜与人参同服，否则易降低补气效果。

营养治病

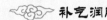

补气润肺，预防感冒

治病食方

樱桃萝卜

配方 胡萝卜 300 克，鸡蛋 1 个，番茄酱 25 克，白糖 30 克，水淀粉、面粉各 100 克，酱油 20 毫升，醋 10 毫升，味精、盐各 2 克，高汤适量，植物油 50 毫升，香油 3 毫升。

制作过程 ① 将胡萝卜去皮洗净，切成 1 厘米见方的丁，在开水锅中烫透，捞出用凉水泡凉，沥干水分放在碗中，加入鸡蛋、水淀粉、面粉拌匀。② 取小碗 1 个，放入酱油、白糖、醋、番茄酱、盐、高汤、水淀粉兑成汁。③ 炒锅置旺火上，倒入植物油，烧至五成热时把萝卜丁放入油中，炸至表面酥脆呈金黄色时捞出，控出余油。④ 锅留少许底油，放入兑好的汁，放入萝卜丁炒匀，加入味精，淋入香油即可。

【功效】 提高免疫力，预防感冒。

养血明目，防治干眼症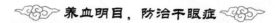

治病食方

胡萝卜炒猪肝 ▼

【配方】 胡萝卜 100 克，猪肝 250 克，盐、料酒、姜、菱粉、植物油各适量。

【制作过程】 ❶ 将猪肝洗净切片，加盐、料酒、姜、菱粉拌匀。❷ 炒锅油热后，将胡萝卜片放入锅内煸炒，然后倒入猪肝翻炒几下即可。

【功效】 补虚益肝。

活血益中，治疗高血压

治病食方

香菜拌胡萝卜丝 ▼

【配方】 胡萝卜 500 克，香菜 50 克，盐 10 克，味精 3 克，白糖 15 克，红油 10 毫升，醋适量，香油 15 毫升。

【制作过程】 ❶ 胡萝卜切丝用盐腌一下，用清水淘洗一下，沥干。❷ 把香菜碎末撒在胡萝卜丝上。❸ 将调料放碗中拌匀，浇在胡萝卜丝上，拌匀即可。

【功效】 防治血压升高。

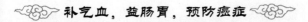

补气血，益肠胃，预防癌症

治病食方

香油炖胡萝卜 ▼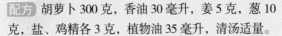

配方 胡萝卜300克，香油30毫升，姜5克，葱10克，盐、鸡精各3克，植物油35毫升，清汤适量。

制作过程 ❶ 将胡萝卜洗净，切薄片。❷ 将炒锅置武火上烧热，加入植物油，烧至六成热时，加入姜、葱爆香，加入清汤，烧沸，下入胡萝卜煮熟，加入盐、鸡精、香油即可。

【功效】 润肠通便，明目健脾。

核桃莴苣炒胡萝卜丁 ▼

配方 胡萝卜200克，核桃仁30克，莴苣20克，姜5克，葱10克，盐3克，鸡精2克，植物油35毫升。

制作过程 ❶ 将核桃仁用植物油炸香；莴苣去皮，切丁；胡萝卜切丁。❷ 将炒锅置武火上烧热，加入植物油，烧至六成热时，下莴苣、胡萝卜丁、核桃仁、姜、葱、盐、鸡精，炒熟即可。

【功效】 补气血，益智力，润肠通便。

葡萄 水果皇后

> 葡萄，又名草龙珠、水晶明珠、蒲桃、山葫芦。葡萄不但色美、气香、味可口，而且果实、根、叶皆可入药，全身是宝。

中医属性

《神农本草经》有曰，葡萄"益气倍力强志，令人肥健，耐饥忍风寒，久食轻身不老延年"。传统医学认为，葡萄性平，味甘酸，入肺、脾、肾经；可补气益血、滋阴生津、强筋健骨、通利小便。

现代研究

葡萄中含有一种叫白藜芦醇的化合物，可以抑制细胞发生癌变。葡萄中含有的维生素 B_{12}，具有抗恶性贫血的作用。葡萄中还含有维生素 P，可降低胃酸毒性，达到利胆的目的，可治疗胃炎、肠炎及呕吐等。

营养宜忌

1. 将鲜葡萄洗净后连皮带子粉碎、榨汁后饮用，营养功效更佳。

2. 葡萄含糖量高，糖尿病患者不宜多食。

营养治病

益气活血，预防肝病

治病食方

樱桃糖酒汁

【配方】红葡萄酒 100 毫升，樱桃 300 克，白糖 50 克。

【制作过程】❶ 樱桃去核，打成汁。❷ 锅内加入冷水、白糖烧煮，待糖液呈半透明状时，倒入葡萄酒，再煮两分钟。❸ 将樱桃汁加入糖酒汁内，搅匀，待冷却后，放入冰箱冰镇片刻即可。

【功效】帮助消化，增进食欲。

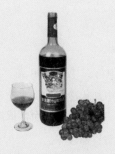

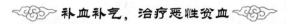

补血补气，治疗恶性贫血

治病食方

五鲜饮 ▼

配方 葡萄、西瓜、鲜藕、梨、鲜生地各 200 克，白糖 10 克。

制作过程 ① 将西瓜洗净，挖出瓤，瓜皮切丝；鲜藕、鲜生地洗净，切丝；梨去核洗净，切块；葡萄洗净，去子去皮。② 将上述各种蔬果分别放入榨汁机中榨取汁液，加入白糖搅拌均匀即可。

【功效】 补益气血，增强体力。

健脾开胃，治疗胃病

治病食方

葡萄干粥 ▼

配方 葡萄干 50 克，粳米 100 克。

制作过程 锅中加入冷水，倒入葡萄干、粳米，先用旺火煮沸，再改用小火熬至粥成即可。

【功效】 缓解胃痛腹胀。

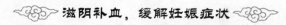

滋阴补血，缓解妊娠症状

治病食方

甜品火锅▼

配方　葡萄 500 克，橙子、橘子、菠萝、饼干各 300 克，巧克力 80 克，高汤 1500 毫升，葱段、盐少许。

制作过程　❶ 将橙子和橘子洗净切片，菠萝削皮用冷水泡一下后切成细条，葡萄洗净沥干水，以上原料与饼干一起分盘装好，围于火锅的四周。❷ 锅置火上，放入高汤、盐和葱段烧沸，倒入点燃的火锅中，下巧克力煮化，即可将橙子、橘子、菠萝、葡萄及饼干，用长叉叉上，进行烫食。

【功效】　滋阴，利尿，消肿，活血。

柠檬葡萄酒▼

配方　白葡萄酒 250 毫升，方糖 2 块，柠檬 20 克。

制作过程　❶ 柠檬洗净后和葡萄酒一起用榨汁机制成汁。❷ 将柠檬汁、柠檬泥、方糖放在容器中，冲入开水，搅拌均匀后过滤，冷却即可。

【功效】　利尿，消肿，活血，安胎。

乌贼 海洋中的万宝囊

乌贼营养丰富而全面，味道鲜美，且一身是宝，全身各部分皆可入药，因而被视为病后康复和老幼体虚者的滋补珍品，号称"海洋中的万宝囊"。

中医属性

传统医学认为，乌贼性平味咸，入肝、肾经，有养血滋阴的功效，可治疗血虚、崩漏、带下等。

现代研究

乌贼干表面的白色粉末是牛磺酸等游离氨基酸，能促进胆汁酸的分泌，降低血液中的胆固醇，食用时不要擦去。乌贼中所含有的硒元素，既可抗病毒，又能防治癌症。

营养宜忌

1. 乌贼肉质洁白，具有鲜、嫩、脆的特点，除鲜食外，还可加工成干制品。

2. 乌贼属发物，因此患有慢性疾病者酌情忌食。

营养治病

补血益智，改善脑功能

治病食方

什锦鱼头煲

配方 鲜乌贼、绍菜各 400 克，淡水大鱼头 2 个，豆腐 500 克，猪瘦肉、猪肝各 100 克，冬菇 40 克，面筋 6 个，植物油、干淀粉、盐、料酒、葱丝各适量。

制作过程 ❶ 鱼头加少许盐、料酒腌过，蘸干淀粉，放入沸油内炸至金黄色取出。❷ 绍菜放在煲底，豆腐放绍菜上，加适量清水，下鱼头、面筋、冬菇，加盐调味，先煲 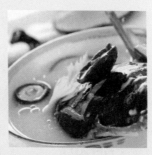 片刻，然后下下鲜乌贼、猪瘦肉、猪肝，煮熟后，加入植物油、葱丝即可。

【功效】 适用于智力低下、便秘、脑力衰退等。

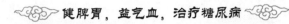

健脾胃，益气血，治疗糖尿病

治病食方

什锦豆腐煲 ▼

配方 乌贼、绍菜、豆腐、土鱿鱼丸、猪肝各 150 克，猪心 80 克，鸡精、料酒、植物油、盐各适量。

制作过程 ❶ 先将各料切好，用鸡精混合清水调成汤，绍菜垫在煲底，加汤放入豆腐先煲着。❷ 煲滚后下油，放入猪心、猪肝先滚片刻，稍后再下乌贼、土鱿鱼、鱼丸等同滚，用盐、料酒调味即可。

【功效】 滋阴，润燥，活血，养气。

滋补心肾，降脂降压

治病食方

醋拌乌贼 ▼

配方 乌贼 200 克，姜、盐、葱、香油、醋各适量。

制作过程 ❶ 把乌贼洗净，切条，焯水。❷ 姜丝、葱花放入碗内，加入熟乌贼，放入醋、盐，淋上香油即可。

【功效】 保护肾脏，减少高血压并发症。

补血益气，预防肿瘤

治病食方

菊花香菇炒乌贼

【配方】乌贼 100 克，鲜菊花 50 克，香菇 30 克，葱 10 克，盐、姜各 5 克，鸡汤 400 毫升，植物油 50 毫升。

【制作过程】锅置武火上，加油烧热，爆香姜、葱，下入乌贼、香菇、菊花、盐、鸡汤，文火煲 10 分钟即可。

【功效】疏风清热，明目降压，防癌抗癌。

滋肝肾，补血脉，治疗妇科疾病

治病食方

双耳炒乌贼

【配方】鲜乌贼 200 克，银耳、黑木耳各 20 克，料酒、姜、葱、盐、西芹、植物油各适量。

【制作过程】❶ 银耳、黑木耳发透，去根蒂撕成瓣；乌贼切块。❷ 锅中放植物油，烧热后爆香姜、葱，投入乌贼翻炒，再下入双耳、西芹调料炒熟即可。

【功效】滋补心肾。

猪血 养血之玉

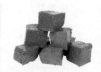

猪血，又称液体肉、血豆腐和血花等，是最理想的补血佳品。猪血一年四季都有售，以色正新鲜、无夹杂猪毛和杂质、质地柔软、非病猪之血为优。

中医属性

《本草纲目》曰，猪血"清油炒食，治嘈杂有虫"。传统医学认为，猪血性平，味咸，归肾、脾经，有祛头风、止眩晕、养血止血、利大肠等功效。

中医属性

猪血不仅蛋白质特别丰富，还含有各种人体所需的微量元素，尤其含铁量高，可以防治缺铁性贫血。猪血中的血浆蛋白被消化液中的酶分解后，会产生一种解毒的物质，有除尘、清肠、排毒的作用。

营养宜忌

1. 猪血不宜与黄豆同吃，否则会引起消化不良。
2. 猪血忌与海带同食，否则会导致便秘。

‖ 营养治病

～ 清热解毒，预防便秘 ～

治病食方

红白豆腐酸辣汤▼

配方　猪血、豆腐各100克，香菜10克，盐3克，胡椒粉、姜丝各1克，醋20毫升，味精0.5克，葱丝5克，蒜片2克，植物油、湿淀粉各20毫升。

制作过程　❶将豆腐、猪血切成粗条；香菜洗净切成末。❷将锅至火上倒入植物油，烧热后放葱丝煸炒出香味，倒入约1000毫升水（鸡汤或肉汤更佳），然后将豆腐、猪血倒入汤内煮沸。❸将姜丝、蒜片、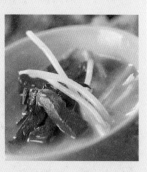

盐、味精、胡椒粉下入汤中稍煮1分钟，用湿淀粉勾成稀芡，撒香菜末，加入适量醋即可。

【功效】　除尘，清肠，排毒。

～ 益气活血，治疗癌症 ～

治病食方

火炭母猪血汤 ▼

配方 猪血 100 克，火炭母 60 克，盐少许。

制作过程 ① 将猪血漂净切小块，火炭母洗净。② 将上述二者一同放入锅内，加适量清水煮汤，熟后以盐调味即可。

【功效】 清热利湿，活血解毒，消滞化食。

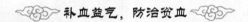

～ 补血益气，防治贫血 ～

治病食方

猪血粥 ▼

配方 猪血、粳米各 150 克，葱、盐、香油适量。

制作过程 ① 粳米用冷水浸泡半小时捞出。② 锅中倒入冷水，将粳米放入，用旺火烧沸后，加入猪血块，再改用小火熬煮，待粥将成时，以盐、味精调味，撒上葱末，淋上香油即可。

【功效】 预防贫血。

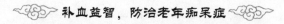

补血益智，防治老年痴呆症

治病食方

鱼片猪红粥▼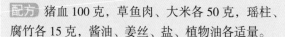

配方 猪血 100 克，草鱼肉、大米各 50 克，瑶柱、腐竹各 15 克，酱油、姜丝、盐、植物油各适量。

制作过程 ❶ 把大米洗净，用少许盐、油拌匀。❷ 水沸后，加大米、腐竹、瑶柱同煮。❸ 把猪血洗净，切成小方块；草鱼肉切成薄片，用酱油、姜丝拌匀。❹ 粥煮 30 分钟时，将猪血、姜丝放入，用盐调味，煮开时放入草鱼片，待再煮开即可食用。

【功效】 延缓衰老。

腐竹猪红粥▼

配方 猪血 300 克，粳米 100 克，腐竹 50 克，瑶柱 15 克，葱末 5 克，盐、胡椒粉各 2 克。

制作过程 锅内加水，放入粳米，用旺火煮开，放入腐竹及瑶柱，随即改小火。半小时后，放入猪血条，锅再开时加入葱末及胡椒粉调味即可。

【功效】 益气补血，健补脾胃。

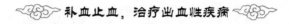

补血止血，治疗出血性疾病

治病食方

黄豆芽猪血汤 ▼

配方 熟猪血 300 克，黄豆芽 200 克，姜 4 克，花生油 15 毫升，盐 5 克。

制作过程 ❶ 黄豆芽洗净，去根，切段；猪血用清水洗净。❷ 炒锅上火，下花生油烧七成热，爆香姜片，下黄豆芽炒香，注入清水，以旺火烧滚约 30 分钟，放入猪血，烧滚加盐调味即可。

【功效】 补血，止血，滋养血脉。

菠菜猪血汤 ▼

配方 猪血 250 克，菠菜 500 克，香油、盐各少许。

制作过程 ❶ 将菠菜择洗干净，切段；猪血漂洗干净，切小方块。❷ 将猪血放入锅内加水煮沸，投入菠菜同煮成汤，以香油、盐调味即可。

【功效】 润肠通便，补血止血。

当归 血家圣药

当归，是常用的补血药，也有川归、西归、云归、东当归等名称。药谚云"十药九归"，当归是中药里不可缺少的一味名贵药材，有"血家圣药"的美名。

中医属性

当归性温味甘辛，入心、肝、脾三经，有补血和血、调经止痛、润燥滑肠的功效。常用于治疗月经不调、经闭腹痛、崩漏、眩晕、肠燥便难等。

现代研究

当归对血液及造血系统具有积极作用，能够明显抑制血小板聚集，可抗血栓，还有降低血脂的作用。当归或当归多糖能显著提高机体红细胞的能力，有效提高免疫力。

营养宜忌

1. 月经过多、有出血倾向、阴虚内热、大便溏泄者均不宜服用。

2. 使用当归不当会加重出血、腹泻等症状。

营养治病

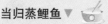
补血生肌，消除外科炎症

治病食方

当归蒸鲤鱼 ▼

配方 鲤鱼片1000克，当归30克，川芎、枸杞子、黄芪各15克，盐、料酒、姜、葱各少许。

制作过程 ❶当归、川芎、黄芪和枸杞子用水、料酒两碗煮成八分熟。❷鲤鱼洗净，加入上述熬好的汤同蒸，蒸至鱼熟。❸加少许盐，撒上姜丝和葱丝，再将鱼汤淋上几次即可。

【功效】温通经脉，活血止痛。

活血化瘀，防治脑缺血损伤

治病食方

当归糖浆 ▼

配方　当归 100 克，红糖、冰糖、肉桂各适量。

制作过程　❶ 当归切碎浸水 15~20 分钟，捞出，换水，放在火上熬至水减半。❷ 将当归水搅拌均匀，然后加入红糖、冰糖、肉桂，放入微波炉中用中火加热 15 分钟至溶化即可。

【功效】　养血活血。

补血活血，预防血栓

治病食方

人参当归猪心汤 ▼

配方　当归 15 克，猪心 300 克，人参 10 克。

制作过程　❶ 人参、当归切片；猪心洗净。❷ 把人参、当归纳入猪心内，放入炖盅内，加开水适量，炖盅加盖，置锅内文火隔水炖 3 小时，调味即可。

【功效】　益气养血，补心安神。

~~~ 补血润燥，治疗贫血 ~~~

治病食方

当归菜根瘦肉汤▼

配方 当归 30 克，猪瘦肉 150 克，黄花菜根 15 克。

制作过程 ❶ 猪瘦肉洗净、切丝；当归、黄花菜根洗净，与猪瘦肉一同放入砂煲内。❷ 煲内加清水，用武火煮沸后，改用文火煲半小时，调味即可。

【功效】 益气补血，和血通脉。

~~~ 养血润肠，缓解便秘 ~~~
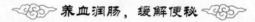

治病食方

当归粥▼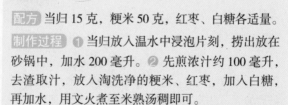

配方 当归 15 克，粳米 50 克，红枣、白糖各适量。

制作过程 ❶ 当归放入温水中浸泡片刻，捞出放在砂锅中，加水 200 毫升。❷ 先煎浓汁约 100 毫升，去渣取汁，放入淘洗净的粳米、红枣，加入白糖，再加水，用文火煮至米熟汤稠即可。

【功效】 补血调经，活血止痛，润肠通便。

第五篇

最能理气的六种营养食物

◎荞麦◎豌豆◎甘蓝◎大头菜
◎橘子◎陈皮◎

荞麦 净肠草

荞麦，又名乌麦、花荞，在我国种植的历史十分悠久。荞麦是所有谷类中最有营养的食物，在增强体质、消炎灭菌方面作用显著，是公认的"药食两用"的粮食珍品。

中医属性

《本草纲目》认为，荞麦"降气宽肠，磨积滞，消热肿风痛，除白浊白带，脾积泄泻"。传统医学认为，荞麦味甘、性凉、无毒，具有宽肠下气、消积开胃、补虚敛汗的功效，适宜食欲不振之人食用。

现代研究

荞麦是唯一含有芦丁（维生素P）的粮食作物，能够降低体内的胆固醇，对防治高血压、肺结核、消化道感染、脱发等疾病有特效。荞麦含有某些黄酮成分，可起到抗菌、消炎、止咳、平喘、祛痰的作用。

营养宜忌

1.荞麦一次不可食用太多，否则不易消化。
2.脾胃虚寒、消化功能不佳的人不宜食用荞麦。

营养治病

理气健脾，防治癌症

治病食方

荞麦粥 ▼

配方　荞麦粉150克，盐2克。

制作过程　❶ 荞麦
粉放入碗内，用温
水调成稀糊。❷ 锅
中加入约1000毫升
冷水，烧沸，缓缓
倒入荞麦粉糊，搅
匀，用旺火再次烧
沸，然后转小火熬
煮。❸ 粥将成时，
下盐调味，再稍焖
片刻，即可盛起食用。

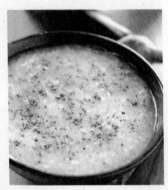

【功效】降血糖、消湿、解毒。

疏肝理气，抑制高血压

治病食方

荞悠悠▼

【配方】 荞麦、莜麦各100克，红黄彩椒各适量，红油、盐、香油、醋各少许。

【制作过程】 ❶ 先将荞麦面、莜麦面分别和成团，制成贰分硬币大小、薄厚适中的面片，上锅蒸熟。❷ 将调味汁浇入盘中即可。

【功效】 治疗肝郁气滞，缓解抑郁。

理气宽胸，预防糖尿病并发症

治病食方

荞麦面蒸饼▼

【配方】 荞麦粉490克，酱油、醋、蒜蓉、辣椒油、芝麻酱各适量。

【制作过程】 ❶ 把荞麦面粉做成面饼，上蒸屉蒸30分钟，凉凉。❷ 把饼切成条，加调料拌匀即可。

【功效】 行气散瘀，预防糖尿病并发症。

活血理气，预防脑中风

治病食方

牛骨髓炒荞麦面 ▼

配方　荞麦面粉500克，核桃仁20克，瓜子仁10克，牛骨髓油150克，芝麻40克，白糖、糖桂花各适量。

制作过程　❶ 把荞麦面粉放入炒锅，用小火炒几分钟，取出过细罗，筛好倒回原锅。❷ 将牛骨髓油放在另一锅中，上火烧至八成热，倒进炒面，拌匀。❸ 芝麻、核桃仁炒熟，核桃仁去皮，烘干碾细末，与芝麻、瓜子仁同放入熟炒面中拌匀。❹ 油炒面盛碗中，沸水冲成稠糊状，加白糖和糖桂花汁即可。

【功效】　预防脑血栓。

香菇荞麦粥 ▼

配方　荞麦50克，粳米、香菇各30克。

制作过程　❶ 香菇浸入水中，泡开，切成丝。❷ 粳米和荞麦洗净，入锅加水，开大火煮。❸ 沸腾后放入香菇丝，转小火，慢慢熬成粥即可。

【功效】　宽中下气，疏肝解郁。

～ 健脾利水，治疗肾炎 ～

治病食方

荞麦黑鱼饺 ▼

配方 荞麦面粉250克，小麦面粉200克，鲜活黑鱼1000克，鸡蛋1个，白糖、葱姜汁、盐、淀粉、味精、葱花、姜末、料酒、大油各适量。

制作过程 ❶ 把鸡蛋清打入碗中，放盐和淀粉调成蛋粉糊。❷ 把鲜活黑鱼宰杀、去杂，洗净后刮下鱼肉、剁成末，放在蛋粉糊中拌匀。❸ 炒锅上中火，放油烧至五成热，加入鱼肉末，待鱼肉末变色，捞出控油。❹ 炒锅上火，放葱花、白糖、清水、味精、姜末、盐、料酒，烧沸后用淀粉勾芡，倒入鱼肉末翻炒，起锅装盘，即馅料。❺ 把黑鱼刮肉后所剩的骨架和皮洗净。❻ 炒锅上火，加水、葱姜汁、热大油，加黑鱼骨架和皮，旺火烧到汤色乳白时，放盐调味，留取鱼汤。❼ 把荞麦面粉同小麦面粉和匀，加沸水烫成雪花面，洒上少量清水，制成60个面剂，擀成圆皮，包入馅料，捏成饺子。❽ 煮熟饺子；把黑鱼汤放入大汤碗中，加入熟饺子即可。

【功效】 健脾利水，养血补虚。

豌豆 养生豆

豌豆别名荷兰豆、淮豆、青豆，是豆科中以嫩豆粒或嫩豆荚供菜食的蔬菜。豌豆营养丰富、价格便宜，而且具有诸多保健功效，所以也被称为"养生豆"。

中医属性

《日用本草》云："豌豆，煮食下乳汁。"传统医学认为，豌豆味甘、性平，归脾、胃经；有益中气、止泻痢、调营卫、利小便、消痈肿之功效。

现代研究

豌豆是一种营养性食品，特别是铜、铬等微量元素较多，铜有利于造血以及骨骼和脑的发育；铬有利于糖和脂肪的代谢，能维持胰岛素的正常功能。豌豆与一般蔬菜有所不同，所含的赤霉素等物质，具有抗菌消炎，增强新陈代谢的功能。

营养宜忌

豌豆适合与富含氨基酸的食物一起烹调，可明显提高豌豆的营养价值。

营养治病

 理气疏肝，治疗乳痛

治病食方

豌豆鲷鱼羹 ▼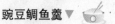

配方 豌豆、鲷鱼各100克，鸡蛋1个，盐、胡椒粉各3克，鸡精5克，淀粉8克。

制作过程 ❶先把鲷鱼鱼片洗净去皮，切成1.5厘米左右宽的条。❷用半个鸡蛋清、盐、胡椒粉、淀粉把鱼条腌制10分钟；豌豆用沸水烫熟。❸在锅里放入水，烧开后把火关小，放入鱼条煮熟，

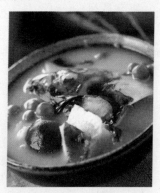

再加入豌豆。❹最后在锅里加入盐、鸡精和水淀粉，均匀煮开即可。

【功效】 疏肝理气，缓解疼痛。

160

行气通肠，缓解便秘

治病食方

豌豆炒腊肉▼

配方 豌豆150克，熟腊肉250克，植物油50毫升，白糖10克，盐2克，料酒10毫升，鲜汤适量。

制作过程 ① 将熟腊肉切片。② 将锅架在火上，放油烧至七成热，先下腊肉片速炒，边炒边淋少许鲜汤，汁烧开，烹入料酒，放入豌豆、白糖、盐同炒1~2分钟，见豌豆转为翠绿色，即可盛出食用。

【功效】 活血化瘀，理气通便。

 理气活血，美化肌肤

治病食方

豌豆炖猪蹄▼

配方 豌豆250克，猪蹄2只，葱、姜、盐各适量。

制作过程 将猪蹄剁块，同豌豆放入砂锅中，加姜片、葱段及适量清水炖至豆烂肉酥，加入盐调味即可。

【功效】 疏肝理气，润泽皮肤。

甘蓝 紫色良蔬

甘蓝，俗称高丽菜，又称为洋白菜、卷心菜。甘蓝的营养价值极高，具有很好的保健价值，因其对胃肠疾病有独特的治疗功效，也被誉为天然"胃菜"。

中医属性

《本草拾遗》有曰，甘蓝"补骨髓，利五脏六腑，利关节，通经络中结气，明耳目，健人，少睡，益心力，壮筋骨。治黄毒者，煮作落，经宿，色黄，和盐食之，去心下结伏气"。

现代研究

甘蓝所含的抗坏血酸等营养成分，有止痛生肌的功效，能促进胃与十二指肠溃疡的愈合。甘蓝中含有的叶酸能够减少癌症和先天缺陷的发生。甘蓝含有大量水分和膳食纤维，有宽肠通便作用。

营养宜忌

1.紫甘蓝加热易失营养，最好选择凉拌食用。
2.甘蓝在食用前应切开在清水中浸泡。

营养治病

理气益中，防癌抗癌

治病食方

甘蓝鲜藕▼

配方 紫甘蓝、鲜藕各200克，香菜少许，盐5克，柠檬汁25毫升。

制作过程 ❶藕片用柠檬汁泡制，围在盘子四周。❷甘蓝清炒后放在中间，撒上香菜末、盐即可。

【功效】 散寒除湿，化痰清热。

理气通络，治疗高血压

治病食方

甘蓝拌青椒丝▼

配方 甘蓝150克，青椒500克，蒜、葱、虾皮、盐、味精、酱油、醋、红油各适量。

制作过程 ❶将青椒、甘蓝洗净，切丝装盘。❷放蒜末、葱丝及调味调拌匀即可。

【功效】 壮筋骨，益心力，增强心肺功能。

理气健脾，治疗胃及十二指肠溃疡

🍲 治病食方

香蕉甘蓝陈皮汤

配方 甘蓝、香蕉各300克，陈皮、冰糖适量。

制作过程 ❶香蕉剥皮取瓤切段，甘蓝洗净撕成小片，陈皮浸软去白洗净。❷将香蕉肉、甘蓝片、陈皮共同入锅，加清水适量，用旺火煮开后再用文火煮沸15分钟，加入冰糖煮至冰糖溶化即可。

【功效】 润肺滑肠，止咳，治便秘。

疏肝解郁，调节情绪

🍲 治病食方

芥末甘蓝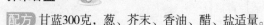

配方 甘蓝300克，葱、芥末、香油、醋、盐适量。

制作过程 ❶将甘蓝洗净，削净表皮，切成丝；葱洗净，切成末。❷将甘蓝、葱末、芥末油、香油、醋、盐、味精一同放入碗中，拌匀即可。

【功效】 缓解焦虑、忧郁，保持精力旺盛。

大头菜 蔬菜人参

大头菜，又称芜菁、介菁、芥辣、芥菜疙瘩，为芥菜的一个变种。大头菜四季均有，春可食其苗，夏可食其心，秋可食其茎，冬可食其根，也可制成酱菜食用。

中医属性

大头菜，性平、味甘辛，无毒，入脾、胃经；可解毒消肿，下气消食，利尿除湿；用于乳痈，小儿头疮疖肿，秃疮，黄疸，腹胀，便秘，肝虚目略等。

现代研究

大头菜含有钙、磷、铁等微量元素，被人体吸收后，能利尿除湿，促进机体水、电解质平衡，可用于防治小便涩痛、淋漓不尽等症。大头菜含有一种硫代葡萄糖苷的物质，经水解后能产生挥发性芥子油，具有促进消化吸收的作用。

营养宜忌

1.大头菜不宜烧得过熟，否则鲜味全无。
2.大头菜不宜一次食用过多，以免耗气。

营养治病

～～ 理气养胃，缓解胃病 ～～

治病食方

大头菜炒饭

配方 大头菜、腌肉各30克，米饭100克，甜脆豆、植物油、盐、鸡精各少许。

制作过程 ❶ 大头菜切碎；腌肉切丁；甜脆豆斜切块。❷ 锅中放油烧热，倒进甜脆豆炒至变色，放进腌肉翻炒至将熟盛出。

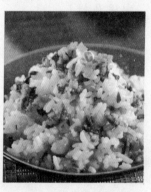

❸ 锅中不再加油，火调至最小，倒进米饭并将其压散，调火开始翻炒，炒至快熟时倒进大头菜，炒出香味后加入炒好的甜脆豆和腌肉，放盐、鸡精炒匀即可。

【功效】 开胃健脾，暖胃养肾。

通乳消胀，治疗乳痛

治病食方

煮大头菜▼

配方　大头菜200克。

制作过程　❶将大头菜洗净。❷把大头菜用开水微煮，即可食用。

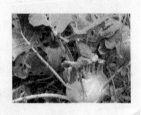

【功效】 解毒消肿。

下气宽中，消除皮肤疮肿

治病食方

红辣大头菜▼

配方　咸大头菜5000克，盐50克，酱油500毫升，辣椒粉100克。

制作过程　❶将咸大头菜洗好切成不分散的薄片入缸，用酱油泡2~3天，取出。❷在大头菜片上撒匀辣椒粉、盐，放入容器中闷制5天即可。

【功效】 开胃消食，下气宽中。

～～ 理气止痛，治疗小便不畅 ～～

治病食方

大头菜粥▼

配方 咸大头菜250克，粳米1000克，大油适量。

制作过程 ❶ 将大头菜洗净切细，与粳米同入锅内煮粥。❷ 粥熟后加适量大油即可。

【功效】 大头菜可用来补虚调肝、理气止痛、清热利尿，对虚劳、头晕、浮肿、疔毒等有一定疗效，还能利尿除湿，促进机体水、电解质平衡，可用于防治小便涩痛、

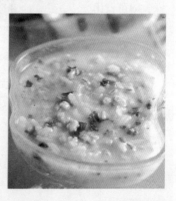

淋漓不尽等症。此菜能利尿除湿，适宜黄疸、小便短少涩病者食用。

～◎⑤◎～ 活血行气，预防癌症 ～◎⑤◎～

🍂治病食方

大头菜炒肉丝▼

配方 咸大头菜250克，猪瘦肉200克，鸡蛋1个，湿淀粉、盐、植物油、甜酱、白糖、高汤各适量。

制作过程 ❶ 将大头菜反复清洗，以去掉腌制的咸味，沥干水后切细丝；猪瘦肉切成5厘米长的细丝，用鸡蛋清、湿淀粉、盐抓匀上浆后，入四成热的油锅内划散，倒入漏勺沥油。❷ 炒锅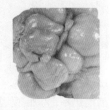留底油烧热，下大头菜丝煸出香味，再下肉丝拌炒，加甜酱、白糖、高汤，勾芡即可。

【功效】 由于癌症的病机主要是气滞血瘀，因此治疗癌症除了要对症下药外，更重要的是在平日饮食中注意运用活血化瘀、行气导滞的食物进行调理。从这一方面看来，能够下气宽中、清利湿热的大头菜，也是防止癌变的有效食品。此菜可增强机体免疫能力，补虚开胃，治疗肿瘤病人化疗后食欲不振等症。

橘子 水果药罐

橘子，又名蜜橘、大红袍，常与柑子、柚子、橙子一起统称为柑橘，但从营养价值上来说，橘子高于柑子，柑子高于橙子。橘子全身是宝，其果肉、皮、核均可入药。

中医属性

传统医学认为，橘子性微温，味甘酸；入肺、胃经，具有开胃理气、止渴润肺、止咳化痰等功效，主治消化不良、脘腹痞满、嗳气、咳嗽气喘等。

现代研究

橘皮中含有黄酮苷，可扩张冠状动脉，增加冠脉血流量，还有类似维生素P的增强微血管韧性，防止破裂出血等作用。此外，橘皮还能抑制葡萄球菌的生长。橘子中含有的橙皮苷有降压效果，还能明显减轻和改善主动脉粥样硬化病变。

营养宜忌

1.吃橘子时，应连同白色的"橘络"一起吃。
2.橘子不宜与螃蟹同食，否则令人发软痫。

营养治病

 疏肝解郁，预防酒精中毒

治病食方

鲜橘汤圆粥▼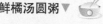

配方 鲜橘子80克，粳米150克，汤圆5个，白糖10克。

制作过程 ❶ 粳米淘洗干净，用冷水浸泡半小时，沥水，放入锅中，加入约1000毫升冷水煮沸，再转入小火熬煮。❷ 粥煮沸后下入汤圆及白糖；橘子去皮、分瓣，下入锅中煮透即可。

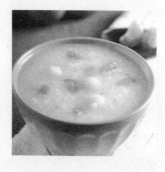

【功效】 生津止渴，除烦醒酒。

理气平喘，治疗慢性支气管炎

治病食方

橘子羹 ▼

配方 橘子300克，山楂糕丁40克，白糖、糖桂花各适量。

制作过程 ❶ 剥掉橘子皮，去橘络和核，切丁。❷ 锅内加清水烧热，放入白糖，待糖水沸时，撇去浮沫，放入橘丁，撒上糖桂花、山楂糕丁即可。

【功效】 开胃助食，润肺止咳。

理气宽胸，防治冠心病

治病食方

银耳橘皮羹 ▼

配方 新鲜橘皮、水发银耳各100克，冰糖适量。

制作过程 ❶ 将银耳去蒂，洗净，用小火煮透，改为大火炖烧，加入冰糖、清水。❷ 待银耳质地柔软时，加橘皮，烧沸即可。

【功效】 扩张冠状动脉，提高人体的免疫能力。

行气止痛，缓解感冒症状

治病食方

金橘柠檬汁▼

配方 金橘80克，柠檬10克，蜂蜜20毫升。

制作过程 将金橘肉、柠檬肉块放入榨汁机中榨汁，倒入杯中，加凉开水，用蜂蜜调匀即可。

【功效】 防治感冒，增强抵抗力。

开胃理气，治疗嗳气

治病食方

薏米橘羹▼

配方 无核蜜橘300克，薏米100克，白糖10克，糖桂花5克，湿淀粉25克。

制作过程 ❶ 将无核蜜橘剥去外皮，掰成瓣，去薄皮，切小丁。❷ 取锅加入冷水，放入薏米，先用旺火煮沸，然后改用小火慢煮。❸ 待薏米烂熟时加白糖、糖桂花、橘丁烧沸，用湿淀粉勾稀芡即可。

【功效】 止呕止泻，促进食欲。

陈皮 百年沉香

陈皮，为橘子成熟果实的果皮，秋季果实成熟时采收、干燥、生用，又名橘皮。陈皮以陈久者为佳，正所谓"千年人参，百年陈皮"。

中医属性

传统医学认为，陈皮性味辛、苦、温，入脾、肺经，有行气健脾、降逆止呕、调中开胃、燥湿化痰之功。适用于脾胃气滞所致的脘腹胀满、恶心、呕吐及纳呆倦怠、大便溏薄及咳嗽痰多等症。

现代研究

陈皮所含挥发油对胃肠道有温和的刺激作用，可促进消化液的分泌，排除肠管内积气，改善消化系统功能；陈皮煎剂对支气管有微弱的扩张作用，其醇提物平喘效果较好。

营养宜忌

1.陈皮可以用来消除腥臭味。
2.发热、口干、便秘者不宜饮用陈皮水。

营养治病

理气燥湿，防治乳腺疾病

治病食方

陈皮红豆鸡腿煲▼

配方　陈皮30克，红豆100克，鸡腿2只，红枣、盐各适量。

制作过程　❶陈皮、红豆分别用清水浸透，红枣去核。❷鸡腿去皮，放入沸水中飞水，捞起。❸把以上材料一同放入煲内，注入适量清水，隔水炖3小时后，以少许盐调味，即可食用。

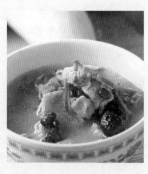

【功效】　理气，健脾，燥湿，化痰。能化痰止咳、顺气理中，有一定程度的抗癌作用，可以有效预防乳癌，并有助于缓解乳痛，还能治疗急性乳腺炎、乳腺增生等症。

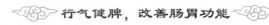 行气健脾，改善肠胃功能

治病食方

陈皮焖鸭心▼

配方 陈皮丝25克，鸭心500克，植物油750毫升，香油25毫升，干辣椒、味精各5克，醪糟汁100毫升，酱油15毫升，醋、料酒各10毫升，葱段、姜片各10克，盐适量，白糖15克，花椒20粒。

制作过程 ❶ 将鸭心洗净，去掉心管，滚刀片成大薄片，用少许盐、料酒拌腌入味。❷ 将鸭心放入七成热的油锅中，炸硬后捞出。❸ 炒勺上火，放底油，投入花椒，炸出香味，捞出，放入葱、姜、干辣椒、陈皮丝，煸出香味，烹入料酒，放炸好的鸭心，随即加入味精、醪糟汁、酱油、醋、白糖，旺火烧开，小火焖10分钟左右，旺火收汁。❹ 淋入香油，出锅凉凉即可。

【功效】 行气、降气，改善胃肠功能。

疏肝解郁，预防酒精肝

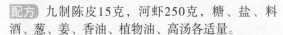

治病食方

陈皮河虾 ▼

【配方】 九制陈皮15克，河虾250克，糖、盐、料酒、葱、姜、香油、植物油、高汤各适量。

【制作过程】 ❶ 陈皮切成末。❷ 油锅烧热，放入河虾，用旺火热油爆熟后立即捞出。❸ 锅留底油，爆香葱、姜，加入料酒、高汤、盐、糖、陈皮和虾，用中火慢慢地收汁，最后滴上香油即可。

【功效】 化痰下气，消滞健胃，保护肝肾。

理气温中，缓解孕期不适

治病食方

花生陈皮猪蹄汤 ▼

【配方】 陈皮20克，花生米100克，猪蹄3只，姜、盐、植物油各适量。

【制作过程】 花生米、陈皮、猪蹄与姜一起放进瓦煲内，加入沸水中，文火煲约3小时，调入盐、植物油便可。

【功效】 补气血。用于产后阴血不足等。

理气宽胸，治疗呼吸道疾病

治病食方

陈皮炒鸡蛋 ▼

配方 陈皮15克，鸡蛋2个，葱、姜、盐、油适量。

制作过程 ❶ 将陈皮用冷水浸软，切细丝。❷ 鸡蛋打散搅拌成匀浆。❸ 加入姜汁、陈皮丝、葱粒、盐调匀，入油锅翻炒至鸡蛋熟即可。

【功效】 理气健脾，消除呼吸道炎症。

理气温中，缓解孕期不适

治病食方

银耳陈皮炖乳鸽 ▼

配方 水发陈皮10克，乳鸽800克，水发白木耳100克，盐10克，鸡精2克，高汤750毫升。

制作过程 ❶ 乳鸽剁成块，余水捞入碗中。❷ 水发白木耳余水后也放入汤碗中，再放入水发陈皮。❸ 在碗里加入盐、鸡精，上屉旺火蒸30分钟即可。

【功效】 滋阴补肺。

第六篇

最能理血的六种营养食物

◎空心菜◎金针菜◎山楂
◎蟹◎黄酒◎醋◎

空心菜 南方奇蔬

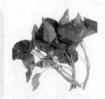

空心菜，学名蕹菜，也叫瓮菜，它鲜嫩青绿，清香淡雅，滑脆爽口，容易消化。空心菜药食俱佳，营养成分丰富，主要出产于南方，又被誉为"南方奇蔬"。

中医属性

传统医学认为，空心菜味甘、性微寒，可用来清热解毒，凉血利尿。临床上用于暑热烦渴、衄血、尿血、痔疮、虫咬皮炎、疮疖诸症。

现代研究

空心菜是碱性食物，并含有钾、氯等可调节水液平衡的元素，食用后可降低肠道的酸度，预防肠道内的菌群失调，对防癌有益。空心菜性凉，其菜汁对金黄色葡萄球菌、链球菌等有抑制作用，可预防感染。

营养宜忌

1.腐败变质的空心菜不能食用。
2.血压偏低者忌食。

营养治病

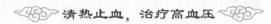

清热止血，治疗高血压

治病食方

肉末空心菜 ▼ 🥢

配方 空心菜500克，肉末50克，葱末5克，蒜末20克，盐3克，香油、酱油各10毫升，味精1克，植物油25毫升。

制作过程 ❶ 将空心菜择洗干净，切成4厘米长的段。❷ 炒锅置旺火上，倒入植物油，烧至五成热时放入葱末和蒜末炝锅，加入肉末炒香，然后加入酱油、空心菜、盐，炒至断生时加入剩余的蒜末、味精、香油，翻炒均匀即可。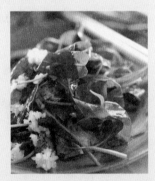

【功效】 止泻、止血、利尿，治疗高血压。

清热凉血，治疗血尿

治病食方

凉拌空心菜▼

【配方】 空心菜250克，葱15克，蒜5克，盐3克，味精1克，辣椒油5毫升，香油10毫升。

【制作过程】 ❶ 将空心菜切段，焯水断生，捞出沥干。❷ 将葱末、蒜末、盐、味精放入空心菜盘中拌匀，再淋上香油、辣椒油，拌匀即可食用。

【功效】 治疗便血、血尿及鼻出血。

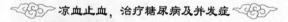

凉血止血，治疗糖尿病及并发症

治病食方

腐乳空心菜▼

【配方】 空心菜300克，葱、姜、蒜各4克，腐乳2块，植物油30毫升。

【制作过程】 锅中油热后爆香葱、姜、蒜末，再放入空心菜段，大火翻炒，出锅前加入腐乳即可。

【功效】 化瘀止血，降低血糖。

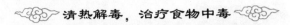

清热解毒，治疗食物中毒

治病食方

空心菜粥▼

配方 空心菜200克，粳米100克，盐1克。

制作过程 ❶ 将空心菜择洗干净，切细；粳米淘洗干净，用冷水浸泡半小时。❷ 锅中倒入冷水，将粳米放入，先用旺火烧沸，再改用小火熬煮，待粥将成时，加入空心菜、盐，再续煮至菜熟粥稠即可。

【功效】 缓解食物中毒。

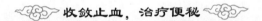

收敛止血，治疗便秘

治病食方

蘸汁空心菜▼

配方 空心菜350克，蒜泥、葱末各10克，红油、花椒油、醋各10毫升，酱油15毫升，盐5克，味精2克。

制作过程 ❶ 空心菜切段，焯水捞出凉凉。❷ 将调料和蒜泥、葱末放碗中调匀制成调味汁，取空心菜蘸食。

【功效】 清热解毒，收敛止血。

金针菜 安和五脏忘忧草

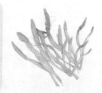

> 金针菜，别名忘忧草、黄花菜，干制品称金针菜。金针菜是一种名贵的蔬菜，口感香甜滑润，有很高的营养价值，其食用方法很多，可做汤，可煮面，可炖肉。

中医属性

传统医学认为，金针菜之花味甘、性凉，入肺、大肠经；其根味甘苦、性凉，入脾、肺经；可安神、消食、利湿热、消炎止血、养心解忧、利尿通乳、轻身明目、健胃醒酒。

现代研究

金针菜含有丰富的卵磷脂，这种物质是机体许多细胞，特别是大脑细胞的组成成分，对增强和改善大脑功能有重要作用。金针菜能显著降低血清胆固醇的含量，有利于高血压患者的康复。

营养宜忌

鲜金针菜炒食易出现中毒症状，故食用干品为好。

营养治病

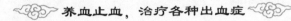
养血止血，治疗各种出血症

治病食方

金针滑肉煲▼

配方 金针菜20克，云耳8克，猪瘦肉160克，红枣8颗，干洋葱12克，干葱蓉5克，甘笋条、葱段各适量，蚝油30毫升，盐10克，白糖、淀粉各15克，植物油、料酒、胡椒粉各少许。

制作过程 ❶ 猪瘦肉洗净，切片，加入腌料拌匀。❷ 金针菜用水浸透，剪去头尾；云耳用水浸透，除泥沙，去梗与蒂，洗净；红枣去核，洗净。❸ 烧锅下蚝油，爆香干葱蓉，下肉片炒至八成熟，洒上料酒，熄火盛出。❹ 烧锅下蚝油，爆香干洋葱，下金针菜、云耳、甘笋条略炒，下盐、白糖、料酒、胡椒粉、清水、红枣，慢火煮5分钟，下肉片，用淀粉勾芡，待滚，倒入煲中，下葱段即可。

【功效】 补血气，强筋骨，适宜各种出血病人食用。

～✦～ 养血补虚，治疗阳痿早泄 ～✦～

治病食方

金针菜炖猪蹄 ▼

配方 干金针菜50克，猪蹄200克，清汤、料酒、盐、味精、姜片、葱段各适量。

制作过程 ❶ 将泡好的干金针菜去根洗净，切段；将猪蹄去毛洗净，放入开水锅中煮5分钟后捞出。❷ 锅置火上，放入猪蹄、清汤、料酒、盐、姜片、葱段，用大火烧开后，改用小火煨炖，大约1小时后放入金针菜，烧至肉烂时，加入味精即可。

【功效】 健脾化湿，润肤养颜。

炒鲜金针菜 ▼

配方 鲜嫩金针菜350克，植物油、盐、酱油各适量，花椒粒少许，葱末5克，淀粉10克。

制作过程 ❶ 金针菜切段。❷ 锅中放油，下花椒粒炸出香味，用葱末炝锅，下金针菜翻炒，再放入盐、酱油，添汤，翻炒后，用水淀粉勾芡即可。

【功效】 养血平肝，补虚宁心。

安神养血，治疗神经衰弱

治病食方

金针牛肉砂锅▼

配方 水发金针菜、水发黑木耳各80克，牛肉片200克，去核红枣6颗，姜片5克，盐、小苏打各2克，味精3克，植物油60毫升，酱油4毫升，干淀粉4克，香油5毫升，高汤适量，胡椒粉少许。

制作过程 ① 将牛肉片与酱油、小苏打、干淀粉和清水同放一碗中拌匀，加入少许植物油，静置30分钟即成腌牛肉片。② 炒锅置火上，放入植物油烧热，投入姜片和牛肉片爆炒一下，加入高汤、水发金针菜、水发黑木耳、红枣和盐，烧沸后全部倒入砂锅中，用小火炖至牛肉片熟透，撒入胡椒粉和味精，淋入香油即可。

【功效】 缓解神经衰弱、心烦不眠等。

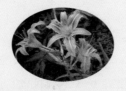

养血通乳，治疗产后体弱缺乳

🍵 治病食方

丝瓜豆腐金针汤 ▼

配方 金针菜30克，豆腐400克，丝瓜150克，植物油40毫升，盐少许。

制作过程 ❶ 将豆腐切成小块；金针菜泡发后，洗净；丝瓜去皮切块，入热油锅内稍煸。❷ 上述三料共同下锅，加水煮至沸滚成汤，以盐调味即可。

【功效】 养血益气，通络下乳。

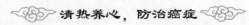 清热养心，防治癌症

🍵 治病食方

西红柿木须汤 ▼

配方 金针菜、黑木耳各50克，西红柿200克，盐、素汤、香油各适量。

制作过程 ❶ 西红柿去皮切成薄片。❷ 锅置火上放素汤，开锅后加入配方食材一起烧开，淋入香油即可。

【功效】 增强免疫力，抑制肿瘤细胞扩散。

山楂 降脂消食佳品

山楂，又名山里红、红果，在我国已有3000多年的种植历史。山楂以甜中带酸的独特风味博得了天南地北人们的偏爱，是人们最乐于食用的水果之一。

中医属性

传统医学认为，山楂性平，味甘酸；入脾、胃、肝经，具有消食积、散瘀血、驱绦虫等功效，主治肉积、症瘕、痰饮、痞满、疝气、产后儿枕痛、恶露不尽、瘀滞腹痛、小儿饮食停滞等病症。

现代研究

山楂中的山楂黄酮有一定的强心作用。山楂所含的牡荆素化合物，能阻断亚硝酸的合成，对致癌剂黄曲霉素的致突变作用有显著抑制效果。山楂中的苷类有扩张气管、促进气管纤毛运动、排痰平喘的作用。

营养宜忌

1.服用人参或西洋参期间，忌食山楂。
2.患胃及十二指肠溃疡和胃酸过多者忌多食。

营养治病

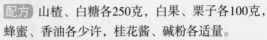
开胃消食，促进消化功能

治病食方

蜜三果 ▼

配方 山楂、白糖各250克，白果、栗子各100克，蜂蜜、香油各少许，桂花酱、碱粉各适量。

制作过程 ❶ 山楂洗净，放入清水中浸泡约10分钟捞出，然后放入清水锅中煮至半熟，捞出，去皮核，并用清水洗净；把栗子洗净，用刀在栗子顶部开十字形刀口，放入沸水锅中略煮后取出，放凉后剥去外壳；将白果轻拍，取出白果肉，放入盘内，倒入适量开水，加入碱粉，去软皮洗净，再放入开水锅中，用小火煮几分钟后捞出，沥去水分。❷ 把白果、栗子放入盘内，倒入适量清水，上笼蒸至熟透，取出，沥去水分。❸ 将锅放火上，放入香油、白糖，用铲子炒至浅红色，加适量清水，倒进山楂、栗子、白果、蜂蜜、白糖，用旺火煮沸后，改用小火慢熬，待汤汁变稠时加入桂花酱，淋上香油即可。

【功效】 健脾消食，补肺益肾。

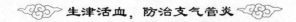
生津活血，防治支气管炎

治病食方

蜜饯山楂糕▼

配方 山楂糕350克，白糖150克，蜂蜜50毫升，面粉75克，淀粉35克，植物油500毫升。

制作过程 ❶ 将山楂糕切条，用淀粉、面粉加少许清水调成蛋糊拌匀。❷ 锅中倒油，烧至七成热时，下山楂糕条，划散，炸呈金黄色时捞出。❸ 另取锅上火，倒入少许清水，放入白糖，烧开，熬至浓稠时，加入蜂蜜、山楂条，翻炒均匀即可。

【功效】 开胃、助消化，益阴润燥。

山楂梨丝▼

配方 山楂200克，梨500克，白糖适量。

制作过程 ❶ 将山楂洗净，去核；梨去皮，去核，切成长的细丝，放在盘子中心。❷ 锅中放白糖，加少量水，熬至糖起黏丝时放入山楂，炒至糖汁透入，起锅，把山楂一个个围在梨丝四周即可。

【功效】 润肤养颜，排痰平喘，防治支气管炎。

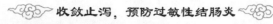

收敛止泻，预防过敏性结肠炎

治病食方

山楂酱拌菜心▼

配方 山楂酱150克，白菜心250克，白糖100克。

制作过程 ❶ 将白菜心洗净，切细丝，焯水捞出，过凉，捞出，沥干水分。❷ 白菜心放入盘中，将山楂酱放在其上面，撒上白糖，拌匀即可。

【功效】 消食健胃，收敛止泻。

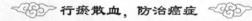

行瘀散血，防治癌症

治病食方

腌山楂白菜▼

配方 山楂、白梨、白菜、盐、白糖各适量。

制作过程 ❶ 白菜择洗净切细丝；山楂去子，捣成泥；白梨洗净，去核，切丝。❷ 白菜加少许盐拌匀，腌1小时，控净盐水，放入山楂泥、梨丝、白糖，拌匀，盖严，放阴凉处腌2小时即可。

【功效】 清热消炎，强心降压，除劳提神。

养生鲜品之尊

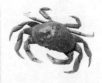

蟹，俗称螃蟹，种类众多，有河蟹、海蟹、湖蟹等，可与鲍鱼、海参媲美，并称"水产三珍"。蟹是一种高蛋白的补品，对滋补身体大有益处，为养生健体佳品。

中医属性

传统医学认为，螃蟹性寒味咸，入肝、胃经，有清热解毒、补骨添髓、养筋活血、利肢节、滋肝阴、充胃液之功效。

现代研究

螃蟹肉中含有大量的钙，对骨质疏松的预防有重要意义。螃蟹卵和蟹黄含有丰富的核酸，可以活化细胞，预防老化，防治糖尿病、癌症。蟹肉中含丰富的维生素E，能够延缓衰老、防治各类疾病。

营养宜忌

1.螃蟹蒸熟以后，宜配以姜末、醋等调料一同食用，可起到杀菌作用。

2.胃寒、胃弱或有胃溃疡者忌食螃蟹。

营养治病

~散瘀血，通经络，缓解疼痛~

治病食方

浦江蟹羹 ▼

配方 虮蟹300克，鸡蛋清2个，熟火腿末12克，鲜牛奶20毫升，葱末、姜各10克，黄酒、盐、味精、菱粉、鸡汤、大油各适量。

制作过程 ❶ 将虮蟹用清水漂洗干净，再换清水养半小时，使它吐净腹内的污泥。❷ 将虮蟹放在圆底锅里，加上葱末、姜、用木槌将蟹捣烂，再用洁净布包起绞出汁，倒入干锅，加上鸡汤、盐、味

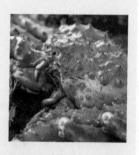

精、黄酒，上炉烧开，撇去上面的泡沫，下湿菱粉调成浆，再将鸡蛋清、鲜牛奶打和后倒入一滚，浇上大油，随即盛入汤碗，撒上火腿末即可。

【功效】 消炎，镇痛，消瘀血。

194

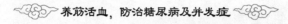

~~养筋活血，防治糖尿病及并发症~~

🍃**治病食方**

酱油巴戟蟹▼

配方 蟹4只（500克），酱油20毫升，料酒10毫升，巴戟、姜、葱各10克，盐5克。

制作过程 ❶ 将巴戟去内梗，切段，加水煮15分钟，去药渣；把酱油、料酒、盐、葱拌匀，装在小碟内。❷ 将蟹放入锅内，把巴戟水、姜同放锅内，再加清水少许，中火煮30分钟，捞起，剁成4块，连同调好的调味料同时上桌即可。

【功效】 滋补肝肾，壮阳益精，增强肝脏功能。

洋葱炒河蟹▼

配方 河蟹500克，洋葱100克，料酒、酱油各10毫升，盐、姜各5克，葱10克，植物油50毫升。

制作过程 ❶ 将河蟹去壳和肠杂，切4块；洋葱切块。❷ 炒锅中油热后爆香姜、葱，随即投入河蟹肉块、洋葱、料酒、酱油、盐、味精，炒熟即可。

【功效】 清热，散血，养筋益气。

黄酒 液体黄金

黄酒，又称老酒、加饭酒和绍兴酒，它不但是汉民族的特产、酒中的瑰宝，同时也是世界上最早的人造饮料之一。营养丰富，有"液体黄金"的美誉。

中医属性

传统医学认为，黄酒味苦、甘、辛，性大热，可行药势、杀百邪、避恶毒、通经络、行血脉、温脾胃、养肌肤、祛湿气，热饮药效更佳。

现代研究

黄酒含有对人体有益的多种营养物质，主要为糖分、糊精、醇类、有机酸、氨基酸、酯类、甘油、微量的高级醇及较多的维生素。黄酒中含有18种氨基酸，人体所必需的氨基酸就有7种。因此，黄酒可作为一种保健性饮料来饮用。

营养宜忌

1.黄酒不可与乳品同饮，否则令人气结。

2.阴虚、失血和湿热甚者忌服黄酒。

营养治病

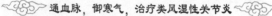 通血脉，御寒气，治疗类风湿性关节炎

治病食方

松节黄酒煮黑豆 ▼

配方 黄酒250毫升，松节200～300克，黑大豆1000克。

制作过程 ❶ 取松节砍碎成薄片或细条状。❷ 与洗净的黑豆一起倒入锅内，加冷水浸泡半小时。❸ 用中火煮半小时许，至黑豆已熟。❹ 加黄酒，再改用小火慢煮1小时。❺ 直至黑豆酥烂、汁水快干时离

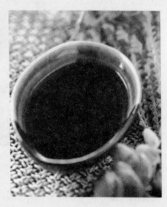

火；拣去松节片，将黑豆烘干或晒干，装瓶。

【功效】 祛风散寒，除湿止痛。

益气活血，治疗肺心病

治病食方

黄酒烧肉▼

配方 黄酒250毫升，猪五花肉600克，八角少许，香菜10克，酱油、冰糖、植物油各适量。

制作过程 ❶ 将猪五花肉切四方块，先余烫过，接着抹上酱油，再用热油炸上色，捞出立刻用冷水冲凉。❷ 肉块排放在锅内，加入八角、黄酒、冰糖烧开，改小火烧至肉块烂熟，约需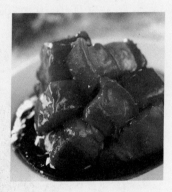
1小时。❸ 待汤汁收至稍干时撒上香菜末即可。

【功效】 活血化瘀，增强免疫力。

活血化瘀，治疗产后缺乳

治病食方

黄酒炖鲫鱼▼

配方 黄酒适量，活鲫鱼1条（500克）。

制作过程 ❶ 将鲫鱼去鳞及内脏洗净，加水适量，煮至半熟。❷ 加黄酒清炖，至熟即可。

【功效】 通气下乳，治产后气血不足、乳汁不下。

活血消肿，治疗跌打损伤

治病食方

松子黄酒膏▼

配方 松子仁200克，黑芝麻、核桃仁各100克，蜂蜜200毫升，黄酒500毫升。

制作过程 ❶ 将松子仁、黑芝麻、核桃仁同捣成膏状。❷ 将材料放入锅中，加黄酒，文火煮沸约10分钟，倒入蜂蜜，搅拌均匀，继续熬煮收膏，冷却装瓶备用，温开水送服。

【功效】 活血消肿，治疗跌打损伤。

～♨ 舒筋活血，治疗神经衰弱 ♨～

治病食方

香菇黄酒鸡翅 ▼

配方 黄酒15毫升，鸡翅6只，蒜、葱花各少许，老抽10毫升，香菇、盐、胡椒粉、植物油各适量。

制作过程 ❶ 蒜去皮切碎，香菇切一个十字花在上边。❷ 用黄酒、老抽、胡椒粉和盐腌渍鸡翅20分钟。❸ 锅中倒入适量的植物油，中火热锅，油快冒烟时放蒜碎，爆至金黄色。❹ 倒

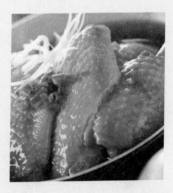

入鸡翅翻炒几下，加少量热水，放入香菇，加盖煮约10分钟。❺ 揭盖搅匀，再煮10分钟后起锅，撒入葱花即可。

【功效】 舒筋活血，通利关节。

醋 百药之长

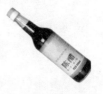

醋是一种发酵的酸味液态调味品，古时称为酢、苦酒和"食总管"，在我国已有2000多年的食用历史。醋的种类很多，其中以米醋和陈醋的口味为最佳。

中医属性

传统医学认为，醋味酸苦，性温，入肝、胃经，其功能散瘀、止血、杀虫、解毒。主治产后血晕、症瘕症瘕、黄疸、黄汗、吐衄、便血、虫症腹痛等。

现代研究

醋所含挥发性物质及氨基酸等能刺激人的大脑神经中枢，使消化器官分泌大量消化液，有助于消化。醋有利于人体内环境酸碱平衡的稳定，减少人体衰老过程中过氧化物质的生成以增加寿命。醋能减肥、美容、护肤、解酒、防醉，防治糖尿病和便秘。

营养宜忌

胃溃疡和胃酸过多者不宜食醋，否则会导致胃病加重。

营养治病

 保肝通络，预防糖尿病

治病食方

老醋花生 ▼

【配方】 香醋80毫升，小粒花生200克，白糖60克，香菜少许，盐适量。

【制作过程】 ❶ 锅中放油，油热后调小火放入花生，炒熟后捞出。❷ 将香菜末拌进花生里。❸ 白糖、香醋、盐调匀成汁，浇在花生上即可。

【功效】 调中益气，祛湿解毒。

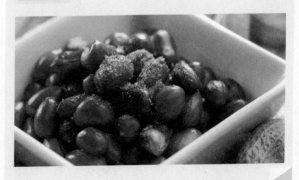

~❀~ 健胃消食，增强消化功能 ~❀~

治病食方

苹果醋▼

[配方] 陈醋1500毫升，苹果1000克，冰糖少许。

[制作过程] 苹果洗净切块，放入玻璃罐中。加入陈醋及少许冰糖密封3个月后即可饮用。

【功效】 滋润皮肤，帮助消化，可改善便秘。

~❀~ 活血利尿，增强肾功能 ~❀~

治病食方

姜醋白切蟹▼

[配方] 米醋适量，活河蟹200克，姜15克，香菜5克，酱油、白糖各适量。

[制作过程] ❶ 活河蟹放入蒸笼里用旺火蒸熟。❷ 用酱油、米醋、白糖和姜末调成姜醋调味汁。❸ 将熟蟹去蟹脚尖和蟹尾，切成块，整齐地排叠两只盆里，浇上姜醋调味汁，撒上香菜段即可。

【功效】 通经活络，活血化瘀。

杀菌解毒，防治癌症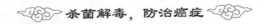

治病食方

葡萄醋▼

配方 葡萄2000克，砂糖500克，酒曲适量。

制作过程 ❶ 葡萄洗过晾干，并将酒曲捣碎。❷ 葡萄连梗带皮捏碎，与砂糖混合放入罐中。❸ 把罐子盖好，天热只需一星期，天冷两星期，即可变成葡萄香槟。❹ 加冷开水至罐中，八到九分满，每天打开来搅拌，约两星期就可成为葡萄醋。

【功效】 抗衰老，促进新陈代谢。

消食化积，预防肥胖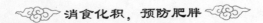

治病食方

姜豆醋▼

配方 香醋适量，黄豆1000克，姜500克。

制作过程 ❶ 姜切片。❷ 把黄豆一层压姜一层用香醋泡好，置入玻璃瓶内，2个月后即可食用。

【功效】 减肥，消脂，美容，护肤。

第七篇

最能滋阴的
六种营养食物

◎苹果◎乌鸡◎鸡蛋◎牡蛎
◎燕窝◎牛奶

苹果 治病第一药

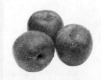

苹果，又名柰、苹婆、平波等，是老幼皆宜的水果之一。苹果不仅外观可爱，味道甘美，营养全面且容易被吸收，还具有很高的医学价值。

中医属性

传统医学认为，苹果性平，味甘酸；入脾、肺经，具有生津止渴、补脾止泻、补脑润肺、解暑除烦等功效，主治津伤口渴、脾虚、中气不足等。

现代研究

苹果中的果胶能使大便松软，排泄便利。苹果所含铁质、维生素C较多，可以辅助治疗贫血。苹果里含有高水平的抗氧化剂黄酮类，称为槲黄素，可润肺止咳，是保护肺部不受污染和抵御吸烟侵害、抵抗癌症的重要因素。

营养宜忌

苹果含有大量的糖类和钾盐，患有心肌梗死、肾病、糖尿病的病人不宜多吃。

营养治病

滋阴利尿，治疗高血压

治病食方

杏仁苹果 ▼

配方 苹果600克，杏仁、糖粉各30克，黄油15克，肉桂粉2克，丁香粉、奶油各适量。

制作过程 ① 将苹果削去皮，去核；杏仁切成小棍状。② 锅内放入糖粉，加入清水，置微火上化开，待糖粉完全溶化，转旺火烧开，滚沸5分钟，放入苹果，煮至发软，取出，放烤盘内。③ 将丁香粉、肉桂粉和黄油掺入锅内糖汁中，迅速煮沸，使之浓稠。④ 将糖汁倒入苹果的空腔中，再填入杏仁，入炉温180°C的烤炉内烤15分钟，至杏仁焦黄时，取出凉凉，放冰箱内，冻至极凉，浇上奶油即可。

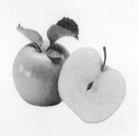

【功效】 润肠通便，抑制血压。

润肠通便，治疗大肠癌

治病食方

蜜汁苹果

配方 苹果300克，山楂汁100毫升，白糖100克。

制作过程 ❶ 苹果肉切成滚刀块。❷ 炒锅内放少许清水，加白糖和山楂汁熬煮，待白糖溶化后放入苹果块，用小火慢慢煨，待苹果块变软即可。

【功效】 治疗慢性便秘，缓解呕吐症状。

健胃消食，改善消化功能

治病食方

苹果麦片粥

配方 苹果50克，燕麦片100克，牛奶250毫升，胡萝卜30克。

制作过程 ❶ 将苹果和胡萝卜洗净分别制成细末。❷ 将燕麦片及胡萝卜末放入锅中，倒入牛奶及水用文火煮。❸ 煮开后再放入苹果末直至煮烂。

【功效】 润肠通便，改善肠胃功能。

乌鸡 禽中黑宝

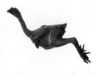

乌鸡又称乌骨鸡，其不仅喙、眼、脚是乌黑的，而且皮肤、肌肉、骨头也都是乌黑的。从营养价值上看，乌鸡的营养远远高于普通鸡，为滋补保健佳品。

中医属性

《本草纲目》有曰，乌鸡可"补虚劳羸弱、治消渴、中恶，益产妇，治女人崩中带下虚损诸病，大人小儿下痢噤口"。

现代研究

乌鸡含有丰富的多元不饱和脂肪酸——DHA（二十二碳六烯酸）和EPA（二十碳五烯酸），可以防止血液凝固，预防脑溢血、脑血栓和老年痴呆症的发生。乌鸡体内含有大量的铁，补血效果非常好。

营养宜忌

1.患慢性皮肤疾病者宜少食或忌食。
2.患严重外感疾患时不宜食用乌鸡。

营养治病

 补血益阴，预防贫血

♀ 治病食方

红枣排骨炖乌鸡▼

配方 乌鸡半只，排骨200克，红枣12颗，姜2片，料酒少许，盐适量。

制作过程 ❶ 将排骨、乌鸡均切成块，分别用沸水汆烫；将红枣泡水20分钟。❷ 把所有材料放入炖盅内，加入水及料酒，放进蒸锅中炖2小时，起锅前加盐调味即可。

【功效】 补血益气，活血健体，养颜润肤。

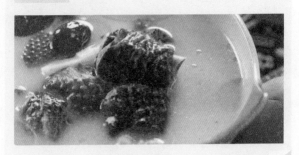

润肠通便，防治癌症

治病食方

黄芪乌鸡 ▼

配方 乌鸡1只，黄芪100克，料酒、盐、姜适量。

制作过程 ❶ 活乌鸡用常法宰杀，去毛及内脏，洗净。❷ 黄芪切成段，填入鸡腹内，将鸡放入砂锅，加水至淹没鸡体，文火煨至鸡肉熟，加入盐、料酒、姜，文火烧半小时即可。

【功效】 补肝肾、益气血，预防癌症。

滋阴补虚，防治老年痴呆症

治病食方

酒制乌鸡 ▼

配方 乌鸡1只，党参30克，黄芪100克，红枣20颗，黄酒500毫升，盐、味精各适量。

制作过程 ❶ 乌鸡切块加黄酒浸没。❷ 红枣掰开与党参、黄芪同放乌鸡四周。❸ 入笼屉中隔水蒸熟，取乌鸡，调以盐、味精即可。

【功效】 益气补血，延缓衰老。

滋阴养血，治疗产后及病后身体虚弱

治病食方

乌鸡党参▼

[配方] 乌鸡1只，党参15克，白术、茯苓各10克，炙甘草6克，葱、姜、料酒、盐、味精各适量。

[制作过程] ❶ 党参、白术、茯苓、炙甘草用纱布包扎，放入乌鸡腹内。❷ 乌鸡入蒸盘中，加葱、姜、料酒、盐、水，上屉旺火蒸3小时，调以味精即可。

【功效】 大补元气，防治病后、产后气血亏虚。

补肝肾、益气血，治疗月经不调

治病食方

栗子炖乌鸡▼

[配方] 乌鸡1只，鲜栗子（去皮）200克，葱白10克，香油5毫升，盐5克，姜、花椒各适量。

[制作过程] 将净乌鸡肉与鲜栗子同煮。至熟，加入葱白、香油、盐、姜、花椒，文火炖至烂熟即可。

【功效】 适用于脾肾虚衰，中风烦热等症。

鸡蛋 蛋白质的营养库

鸡蛋，又名鸡卵、鸡子，是一种全球性普及的食物。鲜鸡蛋的用途广泛，且含有人体需要的几乎所有的营养物质，被人们誉为"蛋白质的营养库"。

中医属性

传统医学认为，蛋黄与蛋白虽同在一壳之中，但药用价值却不尽相同：鸡蛋黄味甘、性平，入心、肾经，具有滋阴养血、润燥息风之功；鸡蛋白味甘，性凉，具有润肺利咽、清热解毒之效。

现代研究

鸡蛋中含有较多的维生素B_2，可以分解和氧化人体内的致癌物质。鸡蛋中的维生素A、硒、锌等元素也都具有明显的防癌抗癌作用。鸡蛋中的卵磷脂可以防止胆固醇过高，预防动脉粥样硬化。

营养宜忌

1.奶类与鸡蛋共同食用可营养互补。
2.冠心病、肾脏疾病患者应禁食鸡蛋。

营养治病

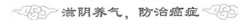
滋阴养气，防治癌症

治病食方

芹菜炒鸡蛋虾仁▼

配方 鸡蛋2个，虾仁、芹菜茎各100克，盐、植物油各适量，小葱10克。

制作过程 ① 芹菜茎切小段；鸡蛋磕入碗中加盐打散。② 锅内放水加盐少量烧开，将芹菜段放入水中焯一下，捞出投冷，沥干。③ 炒锅置火上，放油烧热，下鸡蛋液翻炒，下葱末，炒出香味，下虾仁、芹菜大火炒数下，加盐即可。

【功效】 降低血压，保护血管。

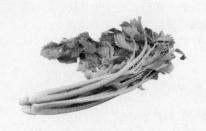

214

清热解毒，保护肝脏

治病食方

滑蛋青瓜▼

【配方】 鸡蛋4个，嫩黄瓜100克，花生油50毫升，盐10克，味精少许。

【制作过程】 ❶ 将鸡蛋打入碗中，将黄瓜丁、盐、味精加入鸡蛋液后调匀。❷ 锅中放油烧热，倒入鸡蛋液，将锅转动着炒，待两面呈金黄色、圆饼形即可。

【功效】 提高机体的代谢功能，保护肝脏。

滋阴养血，延缓衰老

治病食方

西红柿炒鸡蛋▼

【配方】 鸡蛋、西红柿各2个，盐、植物油各适量。

【制作过程】 ❶ 将西红柿洗净，切成块。❷ 鸡蛋磕入碗中搅匀，撒少许盐。❸ 锅中油烧热，倒入鸡蛋液炒至嫩黄色，倒入西红柿炒熟放盐即可。

【功效】 滋阴养血，美容养颜。

牡蛎 海洋牛奶

牡蛎，也被称为蚝或海蛎子。牡蛎壳自古就被作为药用。鲜牡蛎肉青白色，质地柔软细嫩，是唯一能够生吃的贝类，也可加工成蚝豉、蚝油和罐头等。

中医属性

传统医学认为，牡蛎性平，味甘咸，有滋阴养血的功效，主治烦热失眠、心神不安、丹毒等症。

现代研究

牡蛎中富含多种维生素与矿物质。牡蛎所含的矿物质不但种类多，而且含量高，具有改善肤质、细肤美颜的功效；牡蛎中钙含量接近牛奶，铁含量为牛奶的21倍，食后有助于骨骼、牙齿生长；牡蛎所含的硒可以调节神经、稳定情绪。

营养宜忌

1.有癫疮者不可食用牡蛎。
2.脾虚精滑者忌食牡蛎。

营养治病

益胃生津，治疗胃溃疡

治病食方

牡蛎米粥▼

配方 牡蛎200克，小米100克，姜丝、大油、酱油、盐、味精各适量。

制作过程 ❶ 把小米淘净，煮粥。❷ 把牡蛎在盐水中泡20分钟，洗净，倒入粥锅，加调料调匀，用小火将牡蛎煮熟即可。

【功效】 滋阴补肾，防治胃炎、消化性溃疡。

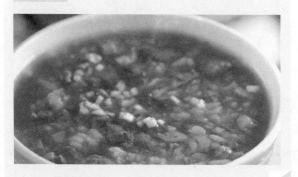

宁心安神，治疗失眠

治病食方

海味泡菜 ▼

配方 牡蛎250克，鱿鱼、牛蒡、芹菜各100克，白萝卜片50克，葱段、盐各5克，蒜末、姜末、糖各10克，辣椒粉25克，料酒15毫升。

制作过程 ❶ 将牡蛎用盐水洗净后沥干；鱿鱼洗净后切小片，并撒盐腌片刻后洗净沥干；牛蒡洗净剥皮后切斜片，浸泡于水中；芹菜择洗干净，切段。❷ 将所有材料放入盆中，拌匀后置于干净无水分的容器

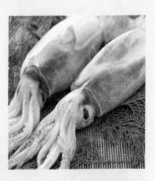

中并冷藏，待其入味即可食用，约可保存3天。

【功效】 调节神经，稳定情绪，改善失眠。

强筋健骨，治疗骨质疏松

🍲 治病食方

牡蛎蒸饭 ▼

[配方] 牡蛎500克，粳米饭150克，酱油20毫升，辣椒粉、葱、蒜、盐、香油、芝麻、胡椒粉各适量。

[制作过程] ❶ 牡蛎去壳，加酱油、辣椒粉、葱、蒜泥腌半小时。❷ 粳米饭、牡蛎蒸熟。❸ 把牡蛎、香油、芝麻、胡椒粉、酱油放入米饭拌匀即可。

【功效】 强化骨骼和牙齿。

益智健脑，治疗记忆力减退

🍲 治病食方

牡蛎蘸酱 ▼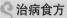

[配方] 牡蛎500克，萝卜100克，酱油、醋、白糖、辣椒酱、蒜、葱各适量。

[制作过程] ❶ 牡蛎用热水烫一下。❷ 在酱油碗里放入醋、白糖、辣椒酱、葱、蒜做成糖醋酱。❸ 在盘里铺上萝卜丝、牡蛎，蘸糖醋酱食用。

【功效】 健脑、护脑，细肤美颜。

~~~ 润肺补肾，保护男性生殖系统 ~~~

治病食方

牡蛎黑豆粥 ▼

【配方】牡蛎300克，葱10克，黑豆、粳米各50克，盐5克，香油5毫升。

【制作过程】 ① 牡蛎洗净；葱洗净，切末；黑豆洗净，泡水1夜；粳米洗净，泡水30分钟。 ② 黑豆与粳米放入锅中，加入适量水煮成粥，再加入牡蛎及盐煮熟，最后撒上葱末、淋上香油即可。

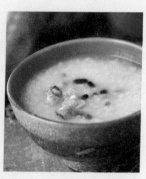

【功效】 滋润皮肤，抗衰老，有助性激素分泌。从医学角度看，牡蛎可通水气，滋润肺部，利于肾水，长期食用可防止男性精子数量下降，维持男性生殖系统健康，更有利于补脑，增强记忆力。

燕窝 东方鱼子酱

燕窝，又叫燕菜、燕根，为古代八珍之一，主要产在东南亚沿海各国以及我国的福建、海南岛等地。燕窝色泽洁白，质地柔嫩，营养丰富，是高级筵席的主要原料。

中医属性

《本草纲目》记载："燕窝甘淡平，大养肺阴，化痰止咳，补而能清，为调理虚劳之圣药，一切病之由于肺虚，而不能肃清下行者，用此皆可治之。"

现代研究

燕窝独特的生物活性分子，有助于人体组织的生长、发育及病后复原；富含的碳水化合物是身体热量的主要来源，与蛋白质相辅相成，可促进脂肪代谢。

营养宜忌

1.每天早晚空腹时营养最容易吸收，应在此时进食燕窝。

2.燕窝配食讲究"以清配清，以柔配柔"，因此食用燕窝期间应少吃辛辣油腻食物，不抽或少抽烟。

营养治病

 滋阴活血，养颜美容

治病食方

鸽蛋燕窝 ▼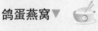

[配方] 燕窝200克，鸽蛋5个，冰糖适量。

[制作过程] ❶ 燕窝用温水浸泡10小时，洗净掰成丝状，放入开水蒸15分钟，用薄膜封口，闷至冷却。❷ 冰糖加水熬化，鸽蛋蒸熟。❸ 将蒸好的燕窝放入盅内，沥干，放入冰糖水再上笼蒸8分钟，把蒸好的鸽蛋放在燕窝上即可。

【功效】 保持肌肤弹性，减少皱纹。

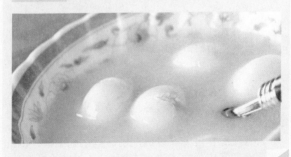

滋阴润肺，治疗肺病

治病食方

燕窝炖雪梨▼

配方 燕窝120克，雪梨450克。

制作过程 燕窝用清水泡浸，拣去杂质。雪梨切小块。食材放入炖锅，加开水，文火隔水炖3小时。

【功效】 润肺平喘，化痰止咳。

滋阴益肾，治疗气虚

治病食方

三丝燕窝▼

配方 燕窝30克，熟鸡腿肉、熟火腿肉各50克，水发冬菇25克，鸡清汤适量。

制作过程 ❶ 燕窝洗净胀发好，放鸡清汤内用小火蒸至软糯；鸡腿丝、火腿丝、冬菇丝加鸡清汤蒸15分钟。❷ 鸡清汤烧开，倒入燕窝碗中连烫两次。❸ 三丝分置碗底，上覆燕窝，浇入鸡清汤即可。

【功效】 润肺，益气，补脾。

～ 益气补中，改善肠胃功能 ～

治病食方

燕窝耳莲子羹▼

[配方] 燕窝耳25克，鲜百合120克，鲜莲子30克，枸杞子5克，冰糖100克，红枣3颗。

[制作过程] ❶ 燕窝耳泡水2小时，拣去蒂及杂质后撕成小朵，加水后入蒸笼蒸半小时取出。❷ 鲜百合分成瓣，洗净去老蒂。❸ 将所有材料放入炖盅中，入蒸笼蒸半小时即可。

【功效】 养阴润肺，生津整肠。

～ 益气养阴，提高免疫力 ～

治病食方

冰镇瓜汁血燕▼

[配方] 血燕、黄色西瓜肉各300克，冰糖水适量。

[制作过程] 发好的血燕用冰糖水过两次，放入小碗中，倒入西瓜汁，放入冰箱中冷藏2小时即可。

【功效】 益气养阴，提高免疫力。

牛奶　白色的血液

牛奶又称牛乳，是从母牛乳腺中分泌出的乳汁。除膳食纤维外，牛奶几乎包含了人体所需的各种营养素，是世界通行的最佳营养保健品之一。

中医属性

《本草经疏》认为："牛乳乃牛之血液所化……甘寒能养血脉，滋润五脏，故主补虚妥，止渴。"

现代研究

牛奶及其制品中含有一种CLA物质，能有效破坏人体内有致癌危险的自由基，并能迅速和细胞膜结合，使细胞处于防御致癌物质侵入的状态，从而起到防癌作用。牛奶中含有的磷，对促进幼儿大脑发育有着重要的作用。牛奶含有较多B族维生素，能滋润肌肤，保护表皮、防裂、防皱，使皮肤光滑柔软白嫩。

营养宜忌

1.牛奶不宜与果汁等酸性饮料同时饮用。
2.脾胃虚寒、腹胀便溏者不宜饮用。

营养治病

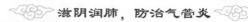 滋阴润肺，防治气管炎

治病食方

牛奶蛋花粥▼

配方 鲜牛奶100毫升，鸡蛋1个，大米50克，白糖适量。

制作过程 ❶ 大米淘洗干净，鸡蛋打成蛋液。❷ 锅中加清水适量，放入大米，旺火煮沸后，改小火炖。❸ 炖至粥将成时（约需20分钟），加牛奶、白糖，继续炖至粥成。❹ 开大火，将蛋液徐徐倒入粥中，稍稍搅动，继续煮1分钟即可。

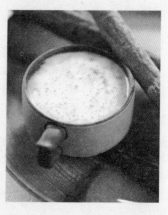

【功效】 润肺平燥，改善支气管炎。

滋阴清热，抑制癌症

治病食方

牛奶炖蛋

【配方】牛奶600毫升，鸡蛋6个，冰糖200克。

【制作过程】将牛奶、冰糖一起放入锅里，用文火把冰糖充分溶解后即离火已冷却的牛奶中搅匀，倒入炖盅，隔水炖10分钟即可。

【功效】化痰清热，缓解化疗带来的痛苦。

养液熄风，防治心血管疾病

治病食方

牛奶窝蛋莲子汤

【配方】鲜牛奶500毫升，鸡蛋2个，莲子100克，姜2克，冰糖适量。

【制作过程】❶ 莲子去芯，洗净。❷ 将适量清水注入煲中，放入莲子和姜片，用慢火将莲子煮软。❸ 捞出姜片弃掉，打入鸡蛋，再次开锅即可。

【功效】降低胆固醇，预防动脉硬化。

～ 养阴润燥，治疗骨质疏松 ～

治病食方

奶汤鲫鱼 ▼

配方 牛奶250毫升，小鲫鱼2条，火腿、熟笋、豆苗各15克，高汤、香菇、葱、姜各适量，料酒15毫升，白糖少许。

制作过程 ❶鲫鱼、豆苗分别洗干净；香菇、笋切片；火腿切成细末；葱切段；姜部分磨汁，其余切粗末；牛奶倒杯中。❷鲫鱼放入滚水中烫煮4~5分钟。❸除牛奶、火腿末外，全部材料、调味料下锅煮开，倒入牛奶、火腿末略煮，去葱段即可。

【功效】 活血开胃，强化骨骼。

姜汁奶（姜撞奶）▼

配方 鲜牛奶500毫升，老姜汁、白糖各50克。

制作过程 将牛奶加糖煮沸，待奶温降至70℃时，倒入盛有姜汁的碗中，静置5分钟凝固后即可食用。

【功效】 滋阴补血，益肾强筋。

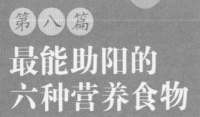

第八篇

最能助阳的
六种营养食物

◎核桃◎韭菜◎羊肉
◎狗肉◎虾◎鳝鱼◎

核桃 大力士食品

核桃又名胡桃，与扁桃、腰果、榛子一起，并列为世界四大干果。在国外，核桃被称为"大力士食品""营养丰富的坚果""益智果"等。

中医属性

《本草纲目》记述，核桃"补气养血，润燥化痰，益命门，处三焦，温肺润肠，治虚寒喘咳，腰脚重疼，心腹疝痛，血痢肠风"。

现代研究

核桃含有大量的不饱和脂肪酸，能强化脑血管弹力，促进神经细胞的活力，并提高大脑的生理功能。核桃中含有大量的维生素E，能增强人体细胞的活力，对防止动脉硬化，延缓人的衰老具有独到之处。

营养宜忌

1.食用核桃时应保留核桃仁表面的褐色薄皮。
2.核桃仁不能与野鸡肉同食。

营养治病

补肾固精，治疗阳痿

治病食方

核桃仁蚝油生菜

配方 核桃仁100克，生菜300克，蒜3克，蚝油、料酒各10毫升，盐4克，味精1克，白糖5克，植物油20毫升。

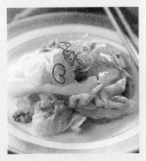

制作过程 ❶将生菜择洗干净，撕成片，放入开水中略烫，捞入凉水中过凉；蒜剁成蓉。❷将核桃仁在小火上干炒，炒熟后压碎。❸炒锅置旺火上，倒入植物油，烧至三成热时放入蚝油，炒散出香味后加入蒜蓉、生菜片、盐、料酒和白糖，翻炒均匀，加入味精。❹将生菜盛入碗中，撒下核桃屑即可。

【功效】 益气养血，缓解肾虚。

～◎ఈ 益气养血，防癌抗癌 ◎◎～

🍵 治病食方

核桃仁土豆球 ▼

【配方】核桃仁75克，土豆500克，白糖、湿淀粉、花生油各适量。

【制作过程】❶ 将土豆蒸熟，捣成泥，加白糖调拌均匀。❷ 调好的土豆泥分成30份，每份压扁，包上适量核桃仁，做成土豆球，下油锅中炸至金黄色即可。

【功效】提高免疫力，预防癌症。

～◎ఈ 润肠通便，降低胆固醇 ◎◎～

🍵 治病食方

核桃豌豆羹 ▼

【配方】核桃仁、豌豆各200克，白糖、藕粉各适量。

【制作过程】❶ 豌豆煮烂捣成泥。❷ 核桃仁用油炸透捞出，剁成末。❸ 在沸水中加入白糖和豌豆泥搅匀，再开锅后加入藕粉勾成稀糊，撒上核桃末即可。

【功效】预防高血压、动脉硬化及冠心病。

232

韭菜 起阳草

韭菜，又名钟乳草、懒人菜、壮阳草，在中国已有3000多年的栽培历史，自古以来就受到国人的喜爱。韭菜口感柔嫩、味道香辛，是一种营养价值很高的蔬菜。

中医属性

《本草纲目》有曰："韭菜生用辛而散血，熟则甘而补中。"《随息居饮食谱》认为："韭，辛甘温。暖胃补肾，下气调营。主胸腹腰膝诸疼，治噎膈、经、产诸证，理打扑伤损，疗蛇狗虫伤。"

现代研究

韭菜中含有对人体健康十分有益的植物性芳香挥发油、硫化物、膳食纤维等成分。韭菜中的挥发性成分及硫化物有扩张血管、降低血脂的作用，还有助于疏肝理气，增进食欲，增强消化功能。韭菜中含有大量的膳食纤维，对便秘、痔疮等都有明显疗效。

营养宜忌

韭菜不能与蜂蜜、牛肉同食。

营养治病

～ 行气散血，预防高血压 ～

🍲 治病食方

豆腐干炒韭菜

【配方】韭菜250克，豆腐干200克，酱油10毫升，味精2.5克，盐适量，花生油100毫升，香油少许。

【制作过程】❶将豆腐干切成细丝，韭菜择洗净，控水，切成3.5厘米长的段。❷锅中放花生油，烧热后将豆腐干丝放入锅内，煸炒片刻，至回软后出锅，盛入盘内。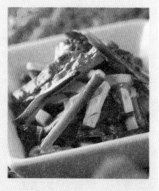❸锅重置火上，倒入余油，放韭菜，加酱油、盐，再放豆腐干丝煸炒几下，放味精、淋入香油即可。

【功效】减肥，预防血压升高。

壮阳固精，治疗男性疾病

治病食方

韭菜炒蛤蜊▼

【配方】 韭菜100克，蛤蜊30克，料酒、酱油各10毫升，葱、姜各10克，植物油50毫升，盐少许。

【制作过程】 ❶韭菜切段，蛤蜊肉切丝。❷锅中油热时，加入葱、姜、蛤蜊肉、韭菜及调料炒熟即可。

【功效】 补肾壮阳，健脑强身。

润肠通便，防癌抗癌

治病食方

凉拌韭菜▼

【配方】 韭菜250克，红辣椒20克，酱油20毫升，白糖5克，香油3毫升。

【制作过程】 ❶韭菜去头尾，切段，焯水捞出。❷酱油、白糖、香油放入同一碗中调匀成汁。❸在韭菜上撒上红辣椒末及调味汁即可。

【功效】 润肠，通便，排毒。

散瘀解毒，防治高脂血症

治病食方

红椒韭菜花▼

配方 韭菜花500克，红辣椒100克，盐5克，香油20毫升，味精2克。

制作过程 ❶红辣椒切丝；韭菜花切段。❷红辣椒、韭菜花分别焯水断生，捞入盆内，加入盐、味精和香油拌匀即可。

【功效】 燃烧脂肪，减少胆固醇。

温肾固涩，治疗盗汗

治病食方

韭香豆干腊肉▼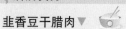

配方 韭菜100克，腊肉、豆腐干各150克，盐5克，味精2克，白糖少许，葱油适量，色拉油30毫升。

制作过程 锅内入底油，放腊肉片、豆腐干、韭菜同炒，加入盐、味精、白糖炒匀，淋葱油即可。

【功效】 增强免疫力。

羊肉 男性的加油站

羊肉包括山羊肉、绵羊肉、野羊肉三种，营养丰富，冬季食用还可收到进补、防寒的双重功效，在男性医疗保健方面更有其独特的作用，被称为"益肾壮阳先锋"。

中医属性

传统医学认为，羊肉性温热，入脾、胃、肾、心经，具有补气滋阴、暖中补虚、开胃健力的功效，能助元阳、补精血、治肺虚、除劳损。

现代研究

羊肉含大量蛋白质、脂肪、氨基酸和恰到好处的锌元素，可治疗阳痿，还有助于提高人的抗病能力。羊肉中种类繁多而且含量高的各种氨基酸还可增加消化酶，保护胃壁，对慢性胃炎患者有益。羊肉含有的脂肪酸对治疗癌症有积极意义。

营养宜忌

患有肝病、高血压者不宜食用羊肉。

营养治病

 补精助元，治疗阳痿

治病食方

参归羊肉▼

配方　羊肉500克，党参30克，当归15克，植物油、葱、姜、香菜、盐、花椒、桂皮各适量。

制作过程　❶ 羊肉切块，开水氽过捞出;党参、当归用纱布包好。❷ 砂锅内放水，下羊肉块、葱段、姜片、党参、当归药包、盐、花椒、桂皮，文火焖3小时，至羊肉烂熟，捞出沥净汤。❸ 油锅

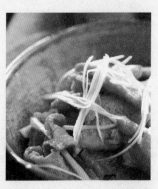

烧热，下羊肉块，炸至金黄色，捞出，置盘中，撒香菜段即可食用，吃时要饮1碗羊汤。

【功效】增温防寒，补益阳气。

强筋壮骨，防治骨质疏松

治病食方

羊肉淡菜粥

配方 羊肉150克，干淡菜45克，粳米100克，酱油、料酒各5毫升，味精、胡椒粉各1克，盐2克，姜丝3克。

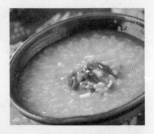

制作过程 ❶ 将干淡菜用热水泡软，剪洗干净。❷ 羊肉洗净，放入沸水锅中氽一下，捞出，用冷水冲洗，切成小块，盛入盆内，加料酒、胡椒粉、酱油、姜丝拌匀，腌渍入味。❸ 粳米淘洗干净，浸泡半小时后捞出，放入锅中，加入冷水，置旺火上煮沸，倒入羊肉块、干淡菜等，改用小火熬煮至粥熟，加入盐、味精调味即可。

【功效】 补肾壮骨，壮阳御寒。

～温中护肾，治疗眩晕症～

治病食方

当归炖羊肉 ▼

配方 羊肉500克，当归30克，黄芪50克，葱、姜、盐、味精、料酒各适量。

制作过程 ❶ 羊肉洗净切块，当归、黄芪用纱布包扎，同入砂锅中。❷ 加入葱、姜、料酒、盐及清水适量，武火煮沸后，改文火慢炖至羊肉烂熟，加味精即可。食肉饮汤。

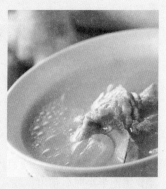

【功效】 益气生血，补肾生髓。适宜贫血患者及大病、久病之后身体虚弱者食用，产妇进补也可选用。

～～ 补中益气，治疗慢性胃炎 ～～

🍲 治病食方

仲景羊肉汤 ▼

配方 羊肉500克，姜5克，当归、葱各50克，胡椒粉2克，料酒20毫升，盐3克。

制作过程 ❶ 当归、姜用清水洗净切成大片。❷ 羊肉去骨，剔去筋膜，入开水氽去血水，捞出凉凉，切成5厘米长、2厘米宽、1厘米厚的条。❸ 砂锅中加入清水适量，将切好的羊肉、当归、 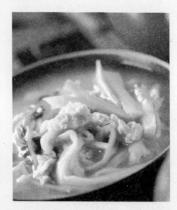 姜、葱、料酒及盐放入锅中，旺火烧沸后，打去浮沫，改用小火炖1小时，羊肉熟透撒胡椒粉即可。

【功效】 治疗慢性胃炎，促进消化。

狗肉 补虚"赛人参"

狗肉，也叫香肉，是美味滋补的冬令食补佳品。除狗肉外，狗蹄、狗鞭、狗肾、狗骨、狗宝亦有很高的药用价值。我国民间有"今冬狗肉补，明春打老虎"之说。

中医属性

《日华子本草》认为，狗肉可"补胃气，壮阳，暖腰膝，补虚劳，益气力"。

现代研究

狗肉中维生素A的含量高，能够促进蛋白质的合成，强化精子活力；而狗肉中的维生素E可提高性欲，促进精子的生成。另外，人体胃黏膜上皮的正常功能也与维生素A有关，若适量食用含维生素A较丰富的狗肉，能够辅助治疗胃及十二指肠溃疡。

营养宜忌

1.狗肉以冬季食用为宜，夏季不宜食用。
2.食用狗肉后易口干，喝米汤可缓解这一副作用。

营养治病

 补虚益肾，提高性功能

治病食方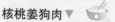

核桃姜狗肉 ▼

配方 狗肉1000克，核桃仁、熟附片各30克，姜150克，植物油50毫升，葱10克。

制作过程 ① 狗肉洗净，切小块；姜煨熟。

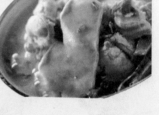

② 将熟附片放入油锅内，先熬煎2小时，然后将狗肉、核桃仁、葱、姜放入，加水适量炖煮，直至狗肉烂熟即可。

【功效】 温肾散寒，健脑益智，润肠通便。适用于阳痿、夜多小便、便秘、畏寒等症。

～✿✿✿ 理气利水，消除浮肿 ✿✿✿～

🥢 治病食方

狗肉黑豆汤▼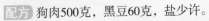

【配方】狗肉500克，黑豆60克，盐少许。

【制作过程】❶ 狗肉洗净切块，黑豆淘净，加水以武火煮沸，撇去浮沫。❷ 改文火煨至豆酥肉烂，以盐调味即可。

【功效】补中益气，温肾助阳，消除浮肿。

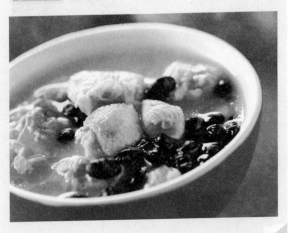

244

～ 温补益气，治疗胃及十二指肠溃疡 ～

治病食方

党参附片狗肉汤 ▼

配方 狗肉500克，党参30克，附片20克，姜9克，盐适量。

制作过程 ❶ 将狗肉洗净切小块，与党参、附片、姜同放入砂锅内。❷ 加适量清水，煮到狗肉烂熟，去附片，加少量盐调味，分顿食肉饮汤。

【功效】 益气，健胃，散寒，止痛。

～ 强筋壮骨，防治骨质疏松症 ～

治病食方

淮杞炖狗肉 ▼

配方 狗肉1000克，淮山药、枸杞子各60克，姜、料酒、盐各适量。

制作过程 ❶ 将狗肉切碎烹炒后与淮山药、枸杞子、调味品一同入砂锅。❷ 以文火炖至狗肉烂熟即可。

【功效】 用于体弱、肾精亏损及少气贫血等症。

虾   老少皆宜的滋补妙品

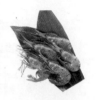

虾也叫海米、开洋，主要分为淡水虾和海水虾。常见的青虾、河虾、草虾、小龙虾等都是淡水虾；对虾、明虾、基围虾、琵琶虾、龙虾等都是海水虾。

中医属性

《随息居饮食谱》曰："海虾，盐渍暴干，乃不发病，开胃化痰，病人可食。"《本草纲目》曰："凡虾之大者……食以姜醋，馔品所珍。"

现代研究

虾的营养极为丰富，含蛋白质是鱼、蛋、奶的几倍到几十倍；还含有丰富的矿物质及维生素A、氨茶碱等成分，且其肉质和鱼一样松软，易消化，对健康极有裨益。对于身体虚弱以及病后需要调养的人来说，虾肉是极好的食物。

营养宜忌

1.虾为发物，患有皮肤疥癣者忌食。
2.根据前人经验，虾子忌与獐肉、鹿肉同食用。

营养治病

 补肾壮阳，治疗男性不育症

治病食方

西红柿虾仁汤

【配方】 虾仁100克，西红柿200克，碎洋葱、碎蒜头各50克，黄油、盐、胡椒粉各适量。

【制作过程】 ❶锅置火上，放入黄油，加入碎洋葱炒至微黄时，放入碎蒜头略炒片刻，再加入虾仁，炒熟后离火放置。❷锅置火上，放入西红柿烧沸，然后倒入上步炒熟材料，放盐、胡椒粉调味，待水再沸即可。

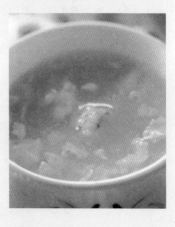

【功效】 补气健胃，温肾壮阳。

∽ 益气补虚，改善畏寒症 ∽

🍴 治病食方

葱辣鲜虾 ▼

配方 大虾250克，葱100克，盐4克，鸡精2克，白糖3克，小干辣椒10克，红油、料酒各15毫升，姜、鸡汤、植物油各适量。

制作过程 ❶ 将大虾去头、去皮、去沙线洗净，控干水分，放到热油锅中滑油，然后捞出控净油；干辣椒用温水泡上；葱切段，姜切片。❷ 炒锅置火上放入油，油热放入葱段、姜片、干辣椒，煸炒出香味后倒入鸡汤、盐、料酒、鸡精、白糖、虾肉、红油，烧3~4分钟，把虾肉捞出放到盘中，再把原汤用旺火烧浓，浇在虾肉上即可。

【功效】 温补肾阳，提高人体的免疫力。

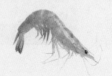

健身强力，防治骨质疏松

治病食方

黄豆芥蓝炒虾仁

配方　虾仁200克，黄豆300克，芥蓝50克，盐3克。

制作过程　❶虾仁洗净沥干；黄豆洗净沥干；芥蓝洗净，取梗切丁。❷锅中倒油烧热，下入黄豆和芥蓝炒熟。❸再下入虾仁，炒熟后加盐调好味即可。

【功效】　预防骨质疏松症。

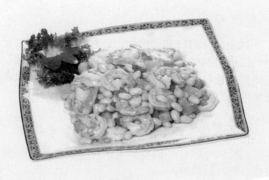

鳝鱼 肉中人参

鳝鱼，也叫黄鳝、长鱼、海蛇、地精等，其味鲜肉美，并且刺少肉厚，又细又嫩，与其他淡水鱼相比，可谓别具一格。鳝鱼以小暑前后一个月的夏鳝鱼最为滋补。

中医属性

《本草纲目》中记载："鳝鱼味甘大温无毒，主治补中益血、补虚损、妇女产后恶露淋漓，血气不调，羸瘦，止血，除腹中冷气，肠鸣又湿痹气。"

现代研究

鳝鱼富含DHA和卵磷脂，经常摄取卵磷脂，记忆力可以提高20%。鳝鱼所含的特种物质"鳝鱼素"，能降低血糖和调节血糖。鳝鱼所含维生素A量很高，能增进视力，促进皮肤的新陈代谢。

营养宜忌

1.鳝鱼与藕合吃，有利于保持酸碱平衡，对滋养身体有更好的功效。

2.鳝鱼不宜与狗肉、狗血、南瓜、菠菜同食。

营养治病

补肾益中，治疗男性疾病

🍲 治病食方

天麻归参鳝鱼羹 ▼

配方 鳝鱼500克，天麻20克，当归、党参各15克，葱10克，姜、蒜各5克，味精、盐3克，酱油、料酒各10毫升。

制作过程 ❶ 将鳝鱼剖背脊后，去骨、内脏、头、尾，切丝。❷ 将天麻片、当归、党参装入纱布袋内扎口，将鳝鱼置锅内，放入药袋，再放入酱油、料酒、葱、姜、蒜、盐，加水适量。❸ 将锅置炉上，先用武火烧沸，打去浮沫，再用文火煎熬1小时，捞出药袋不用，加入味精即可。

【功效】 适用于气血不足，久病体弱，记忆力减退等症。

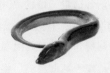

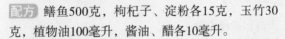

补中益血，治疗糖尿病

治病食方

玉竹枸杞烩鳝鱼丝

配方 鳝鱼500克，枸杞子、淀粉各15克，玉竹30克，植物油100毫升，酱油、醋各10毫升。

制作过程 ❶ 将鳝鱼治净切成细丝；玉竹泡软切片。❷ 铁锅油热后，下鳝鱼丝、玉竹片、枸杞子翻炒，加酱油、醋，加水煮熟，再加淀粉勾芡即可。

【功效】 补虚，补血，消肿，降血糖。

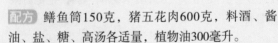

通血脉，利筋骨，治疗贫血

治病食方

五花鳝筒砂锅

配方 鳝鱼筒150克，猪五花肉600克，料酒、酱油、盐、糖、高汤各适量，植物油300毫升。

制作过程 炒锅油热后，下猪五花肉块和鳝鱼筒，将肉炒透后加入调料和高汤，炖至肉筒肥糯即可。

【功效】 补中益气，补虚通络，强壮筋骨。

第九篇

最能祛湿的六种营养食物

◎玉米◎薏米◎赤豆◎南瓜
◎鲤鱼◎鲫鱼

玉米 黄金谷物

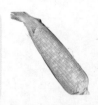

玉米，又名苞谷、棒子、玉蜀黍。新鲜、成熟的玉米味道鲜美、香气独特，易于咀嚼和消化，是老幼咸宜的食品，被营养学家称为"黄金谷物"。

中医属性

《本草推新》认为，玉米"为健胃剂。煎服亦有利尿之功"。《本草纲目》称其"调中开胃"。

现代研究

玉米中含有大量赖胺酸、谷胱甘肽、酚类、胡萝卜素，能抑制肿瘤细胞的生长。鲜玉米中的膳食纤维具有刺激胃肠蠕动的特性，不但能够防治便秘和痔疮，还能预防直肠癌。

营养宜忌

1.玉米面和豆类、大米或面粉等混合食用，可大大提高营养价值。

2.玉米笋六七分成熟时，营养成分最高，此时食用最佳。

营养治病

健脾利湿，治疗慢性肾炎

治病食方

玉米粉燕麦粥▼

配方 玉米粉100克，燕麦50克。

制作过程 ❶ 将燕麦淘洗干净，放入冷水中浸泡2小时，捞起沥干水分，放入锅内，加水适量，煮至米粒开花。❷ 玉米粉用冷水调匀，将稀玉米糊缓缓倒入燕麦粥内，用勺不停搅匀。

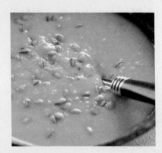

❸ 待玉米糊烧沸后，改用小火熬煮15分钟，即可盛起食用。

【功效】 利湿通便，保护肾脏。慢性肾炎的治疗应以扶正为主，重点在补脾益肾，要配合食用能够益气健脾、固表透邪、祛除湿邪的食物，如玉米等，来辅助治疗，效果更好。

255

～ 利水渗湿，治疗高血压 ～

治病食方

枸杞玉米羹▼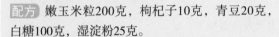

配方 嫩玉米粒200克，枸杞子10克，青豆20克，白糖100克，湿淀粉25克。

制作过程 将嫩玉米粒、青豆下入冷水锅中，烧至烂熟后，下入白糖、枸杞子拌匀即可。

【功效】 降低血压。

～ 清肝益心，防止眼睛老化 ～

治病食方

玉米煲鸡▼

配方 玉米400克，鸡块300克，胡萝卜150克，盐10克，味精8克，料酒15毫升，生抽10毫升。

制作过程 砂锅上火，加适量水烧热，下鸡块，水沸后撇去浮沫，下玉米、胡萝卜、料酒和生抽，大火烧沸后转小火煲1小时，撒入盐和味精即可。

【功效】 清除肝火，保护眼睛。

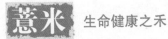 **生命健康之禾**

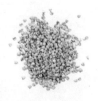

薏米，又名薏仁米、苡米、六谷米等。薏米在我国的栽培历史悠久，是我国古老的药食皆佳的粮种之一。薏米的营养价值很高，被称为"世界禾本科植物之王"。

中医属性

《本草纲目》有载："薏米阳明药也，能健脾益胃，虚则补其母，故肺痿肺痈用之。"

现代研究

薏米中含有薏米脂，能有效抑制癌细胞的增殖，可用于胃癌、子宫颈癌的辅助治疗。薏米多糖A能降低人体血糖活性，糖尿病患者经常适量食用，能够安全平稳降血糖，改善糖尿病并发症。薏米中的重要成分薏米素，还具有健脾益气、消肿止痛的作用。

营养宜忌

1.煮薏米之前最好先用水浸泡3小时以上，这样不但容易熟，还可以最大限度地保留营养。

2.薏米宜与粳米同煮为粥，营养功效更佳。

营养治病

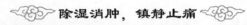

除湿消肿，镇静止痛

🥄治病食方

薏米白鸭汤▼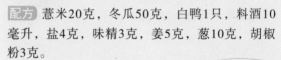

配方 薏米20克，冬瓜50克，白鸭1只，料酒10毫升，盐4克，味精3克，姜5克，葱10克，胡椒粉3克。

制作过程 ❶ 将白鸭治净。❷ 将白鸭、冬瓜、薏米、姜、葱、料酒同放炖锅内，加清水3000毫升烧沸，再用文火炖45分钟，加入盐、味精、胡椒粉即可。

【功效】利水，消肿，减肥。

～《 健脾除湿，调节血糖 》～

治病食方

薏米南瓜煲 ▼

配方 薏米汤400毫升，老南瓜500克，金华火腿200克，盐、香葱各适量。

制作过程 ① 将火腿洗净，一部分切成长方形薄片，另一部分切成宽薄片，放入煲底垫匀。② 南瓜去皮、去子、洗净，切成2厘米见方的块，放在火腿片上。③ 将事先煮好的薏米汤灌入煲中，撒上盐。④ 锅置火上倒水，水开后，将煲入屉，旺火蒸25~30分钟，香葱、火腿蓉点缀其上即可。

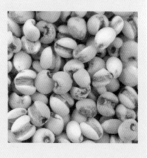

【功效】 利湿通便，保护肾脏。

～ 开胃健脾, 改善肠胃功能 ～

治病食方

核桃薏米粥 ▼

配方 薏米50克, 核桃仁30克, 白糖25克。

制作过程 ❶ 将薏米、核桃仁洗净, 置于锅内, 加水适量。❷ 将锅置武火上烧沸, 再用文火煮熬, 待薏米烂熟后, 加入白糖搅匀即可。

【功效】 健脾除湿, 健脑益智, 润肠通便。

～ 健脾益胃, 美化皮肤 ～

治病食方

党参薏米猪蹄汤 ▼

配方 薏米30克, 党参15克, 猪蹄2只, 葱段10克, 盐、姜片各5克。

制作过程 ❶ 把猪蹄、党参、薏米、姜片、葱段同放炖锅内, 加水。❷ 将炖锅置武火上烧沸, 再用文火煮1小时, 加盐调味即可。

【功效】 补气血, 除风湿, 减少面部皱纹。

赤豆 心之谷

赤豆，又名小豆、红小豆或赤小豆，因其富含淀粉，因此也被人们称为"饭豆"。赤豆是人们生活中不可缺少的一种高蛋白、低脂肪、高营养、多功能的杂粮。

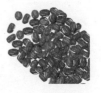

中医属性

传统医学认为，赤豆性平，味甘酸；入心、小肠经，具有利水除湿、和血排脓、消肿解毒、调经通乳、退黄的功效。

现代研究

赤豆中富含的钾可以促进体内多余的盐分和代谢废物的排泄；所含皂素有助于调节体内的水分储量，清除血液中的胆固醇和中性脂肪，预防高血压、动脉硬化和早衰。

营养宜忌

1.赤豆宜与其他谷类食品混合食用。
2.赤豆利尿，故尿频的人应注意少吃。

营养治病

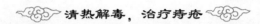
清热解毒，治疗痔疮

治病食方

赤豆煮莴苣▼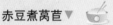

配方 赤豆50克，莴苣300克，姜5克，葱10克，盐、鸡精各3克，鸡油25毫升。

制作过程 ① 将赤豆淘洗干净；莴苣去皮，切3厘米见方的块；姜切片，葱切段。② 将赤豆、姜片、葱段放入锅内，加水800毫升烧沸，再用文火煮30分钟，加入莴苣，再煮至熟透，加入盐、鸡精、鸡油即可。

【功效】 利水消肿，利五脏，通血脉。适用于小便不利，尿血，乳汁不通，动脉硬化等症。

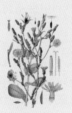

健脾益胃，治疗糖尿病

治病食方

赤豆煮苦瓜 ▼

配方 赤豆50克，苦瓜、猪棒骨各500克，料酒、姜、葱、盐、鸡精各适量。

制作过程 ❶ 猪棒骨捶破，洗净。❷ 将赤豆、苦瓜、姜、葱、猪棒骨、料酒同放炖锅内，加水，武火烧沸，改用文火煮35分钟，加入盐、鸡精即可。

【功效】 去燥清心，明目解毒。

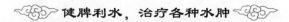

健脾利水，治疗各种水肿

治病食方

赤豆冬瓜粥 ▼

配方 赤豆30克，冬瓜50克，大米100克。

制作过程 ❶ 赤豆浸泡一夜；大米淘洗干净；冬瓜去皮，切薄片。❷ 将大米、冬瓜、赤豆同放锅内，加水烧沸，再用文火煮35分钟即可。

【功效】 消肿，利尿，减肥。

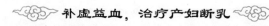

补虚益血，治疗产妇断乳

治病食方

赤豆炖乳鸽 ▼

【配方】赤豆100克，乳鸽400克，料酒10毫升，姜5克，葱10克，鸡油30毫升，胡椒粉、盐、鸡精各3克。

【制作过程】❶ 将赤豆洗净；乳鸽宰杀后去毛及肠杂，洗净；姜切片，葱切段。❷ 将赤豆、乳鸽、料酒、姜、葱同放入炖锅内，加水，置武火上烧沸，再用文火炖25分钟，放入盐、鸡精、鸡油、胡椒粉即可。

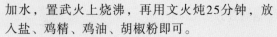

【功效】补肝肾，益精血，抗骨折。适用于虚赢，消渴，久疟，妇女血虚，经闭，恶疮，疥癣，骨折，骨质疏松等症。

南瓜 特效保健"金瓜"

南瓜为葫芦科植物南瓜的果实，又名倭瓜、番瓜、麦瓜、饭瓜等。在我国，南瓜为夏秋季节的优良蔬菜之一。南瓜营养丰富，经常食用有保健功效。

中医属性

《本草纲目》认为，南瓜"甘温，无毒，补中益气"。《本草再新》认为其"平肝和胃，通经络，利血脉，滋阴水，治肝风，和血养血，调经理气"。

现代研究

南瓜是高钾、低钠食品，特别适合高血压、动脉硬化患者食用。南瓜还含有丰富的钴，对治疗糖尿病有特殊的效果。南瓜所含的果胶还能和体内过剩的胆固醇黏结在一起，从而降低血液胆固醇含量。

营养宜忌

1.南瓜和橄榄油等油脂一起烹制，可以更好地吸收利用营养。

2.南瓜不可与羊肉同食，否则易发生黄疸。

营养治病

~~ 消肿利尿，防治高血压 ~~

治病食方

山楂赤豆南瓜粥 ▼

[配方] 南瓜片、大米各50克，赤豆30克，山楂10克。

[制作过程] 将大米、南瓜片、山楂、赤豆同放锅内，加水800毫升烧沸，再用文火煮35分钟即可。

【功效】 消肿，利尿，减肥，降压，祛瘀。

~~ 益气平燥，治疗糖尿病 ~~

治病食方

赤豆南瓜粥 ▼

[配方] 南瓜100克，赤豆30克，大米50克。

[制作过程] ❶ 赤豆浸泡1夜；南瓜去皮，切薄片。❷ 将大米、南瓜、赤豆同放锅内，加水800毫升，置武火上烧沸，再用文火煮35分钟即可。

【功效】 益气平燥，防治糖尿病。

开胃健脾，治疗胃溃疡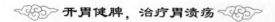

治病食方

乌蛇粉南瓜汤 ▼

配方 南瓜500克，乌梢蛇粉30克，姜、葱、料酒、鸡油、盐、鸡精、胡椒粉各适量。

制作过程 ❶ 将南瓜肉切块。❷ 将南瓜、蛇粉、姜、葱、料酒同入炖锅内，加入清水烧沸，再用文火炖35分钟，加入盐、鸡精、鸡油、胡椒粉即可。

【功效】 保护肠胃，防治胃溃疡。

除湿退热，防治夜盲症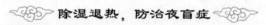

治病食方

咸蛋黄炒南瓜 ▼

配方 南瓜300克，咸蛋黄3个，盐2克，白糖4克，植物油适量。

制作过程 锅内油烧热，下南瓜略炒，加少许水小火焖15分钟，加入咸蛋黄，再加盐、白糖炒匀即可。

【功效】 健脾，养肝，明目。

鲤鱼 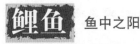 鱼中之阳

鲤鱼，又叫鲤子，是我国自古以来鱼类中的佼佼者。鲤鱼的家族庞大，有河鲤、江鲤、湖鲤、塘鲤等，我国最有名的"河鲤"是"黄河鲤鱼"。

中医属性

《本草纲目》载曰，鲤鱼"煮食，下水，利小便；烧末，能发汗，定气喘、咳嗽，下乳汁，消肿"。

现代研究

鲤鱼富含的蛋白质可以提高子宫的收缩力，能够帮助子宫尽快排出"恶露"。鲤鱼中含有丰富的维生素A，起到保护视力的作用。鲤鱼富含矿物质，其中钙的含量高而稳定，既有催乳通乳的功效，又能防止骨质疏松。

营养宜忌

鲤鱼忌与绿豆、芋头、牛羊油、猪肝、鸡肉、荆芥及狗肉同食。

营养治病

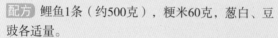

～☜☞ 补气养血，治疗产后恶露不尽 ☜☞～

治病食方

鲤鱼汁粥▼

配方 鲤鱼1条（约500克），粳米60克，葱白、豆豉各适量。

制作过程 ❶ 将鲤鱼去鳞、鳃和内脏，洗净，放入锅内，加入葱白、豆豉、水适量，置武火上烧沸，再用文火熬熟，滗汁待用。❷ 将粳米淘洗干净，放入锅内，加入鱼汁、水适量，置武火上烧沸，再用文火熬煮至熟即可。

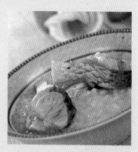

【功效】 消水肿，利小便。"恶露"的排出与子宫的收缩力密切相关，鱼类特别是鲤鱼能促进子宫收缩，产妇在月子里多吃鲤鱼，能够帮助子宫尽快排出所谓"余血"，即医学上所说的"恶露"。

补虚下气，缓解气喘症状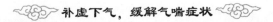

治病食方

醋酒活鲤鱼

配方 鲜活鲤鱼1条，醋50毫升，黄酒25毫升，姜末、蒜末、韭菜、植物油、高汤、酱油各适量，白糖少许。

制作过程 ❶ 鲤鱼治净、控干。❷ 小火将鲤鱼煎至两面焦黄，先以醋分次洒在鱼身上，再用黄酒一次洒入，加高汤和调料，文火炖烂即可。

【功效】 适宜体虚久喘、痰喘气促者食用。

利水消肿，催乳通乳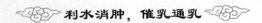

治病食方

红烧鲤鱼

配方 鲤鱼1条，花生油80毫升，老抽、料酒、冬菇、蒜、姜、葱、盐、白糖、香油各适量。

制作过程 炒锅油热后下鲤鱼块、蒜瓣，炸至外金黄，加冬菇、调料等烧至汤汁浓时，淋入香油即可。

【功效】 改善气喘症状。

鲫鱼　"美"妇之河鲜

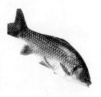

鲫鱼俗称喜头鱼、鲫瓜子，是我国内陆水域中常见的经济鱼类。鲫鱼肉味鲜美，肉质细嫩，营养素全面，含糖分多，脂肪少，保健功效很高。

中医属性

传统医学认为，鲫鱼性平味甘，入脾、胃、大肠经，具有健脾利湿等功效，可治疗脾胃虚弱、纳少无力、痢疾、便血、水肿、淋病、痈肿、溃疡等症。

现代研究

鲫鱼含有丰富的卵磷脂，有助于加强神经细胞的活动，从而提高学习和记忆能力。鲫鱼中的蛋白质和钙对通乳效果有很大影响，与其他营养成分联合发生作用，具有补中益气、利湿通乳的功效。

营养宜忌

1.冬令时节食用鲫鱼最佳。
2.鲫鱼与豆腐搭配炖汤，营养功效最好。
3.鲫鱼忌与芥菜、猪肝同食。

营养治病

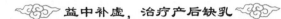
益中补虚，治疗产后缺乳

🍲 治病食方

鲫鱼通乳汤 ▼

配方 鲫鱼500克，猪前蹄1个，料酒、盐、味精、葱段、姜片、胡椒粉各少许。

制作过程 ① 猪蹄刮去毛，去杂，洗净，放沸水锅中焯，去掉血水；鲫鱼宰杀，去鳞、鳃、内脏，洗净，切块。② 锅中放适量清水，放进猪

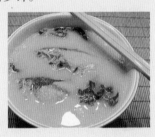

蹄煮一段时间，加入鲫鱼、料酒、盐、胡椒粉、葱段、姜片，煮至猪肉、鱼肉烂熟，捞出姜、葱，用味精调味即可。

【功效】 补中益气，利湿通乳。

健脑益智，预防记忆力减退

治病食方

核桃砂仁鲫鱼汤▼

配方 鲫鱼1条（150）克，核桃仁20克，姜5克，葱10克，盐、砂仁各3克。

制作过程 ❶将鲫鱼治净，砂仁放入鱼腹中。❷将鲫鱼放入砂锅内，加水适量，用武火烧开。放入核桃仁、姜、葱、盐，煮熟后即可食用。

【功效】 醒脾开胃，利湿止呕，健脑益智。

平肝利湿，治疗心血管疾病

治病食方

核桃鲫鱼羹▼

配方 鲫鱼800克，核桃仁20克，荜拨、缩砂仁、陈皮、胡椒、泡辣椒、葱、蒜、盐、酱油适量。

制作过程 ❶将鲫鱼治净；在鲫鱼肚内装入配方调料。❷小火将鲫鱼煎熟再加水适量炖成羹即可。

【功效】 醒脾暖胃，润肠通便。

〜醒脾化湿，温胃止痛〜

治病食方

豆蔻煎鲫鱼 ▼

配方 鲫鱼500克，白豆蔻、葱各10克，姜、盐各5克，味精3克，植物油60毫升，酱油、清汤、淀粉各适量。

制作过程 ❶ 白豆蔻打成细粉；鲫鱼宰杀后，去鳞、鳃及肠杂，洗干净，沥干水分；姜切片，葱切段。❷ 将炒锅置中火上烧热，下入植物

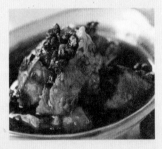

油至六成热，将鲫鱼一尾一尾地放入锅内煎黄，翻转，把另一面煎黄，将煎成金黄色的鲫鱼铲起，放入长条盘内，码整齐。❸ 炒锅内留油少许，加入清汤，放上姜、葱、盐、味精、酱油，勾薄芡，浇在鲫鱼上，撒上豆蔻粉即可。

【功效】 燥湿健脾，温胃止痛，祛瘀血。

第十篇

最能安神的
六种营养食物

◎小麦◎糯米◎莲子◎百合
◎鹌鹑蛋◎黄鱼

小麦 人类的生命之源

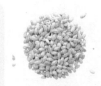

小麦,也称淮小麦,是我国人民的主食之一,在我国至少有4000多年的种植历史。小麦营养价值很高,更有诸多保健功效,可作为供人治病的药食。

中医属性

《本草纲目》认为:"新麦性热,陈麦性平,可以除热,止烦渴,利小便,补养肝气。"

现代研究

经常食用富含麦胚芽的小麦,可以增加细胞活力,改善人脑细胞功能,镇静安神,增强记忆力,抗衰老,预防心脑血管疾病的发生及发展。小麦粉(面粉)还有很好的嫩肤、除皱、祛斑的功效。

营养宜忌

1.存放时间适当长些的面粉比新磨的面粉的品质好,民间有"麦吃陈,米吃新"的说法。

2.面粉与大米搭配着吃最好。

营养治病

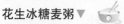

治病食方

花生冰糖麦粥 ▼

【配方】小麦100克，花生米60克，冰糖30克。

【制作过程】❶ 小麦洗净，用冷水浸泡2~3小时捞起，沥干水分。❷ 花生米洗净，用冷水浸泡回软。❸ 锅中加入约1000毫升冷水，将小麦、花生米放入，用旺火烧沸，再改用小火熬煮至 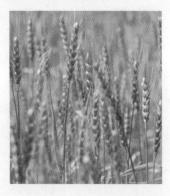熟。❹ 冰糖下入粥中，搅拌均匀，稍焖片刻，即可盛起食用。

【功效】清心火，治疗失眠。

～◇◇◇ 温胃健脾，治疗胃溃疡 ◇◇◇～

治病食方

小麦通草粥▼

配方 小麦100克，通草10克，冰糖15克。

制作过程 ❶ 将小麦淘洗干净，用冷水浸泡发好，沥干水分。❷ 通草用干净纱布袋包好，扎紧袋口；冰糖打碎。❸ 取锅放入冷水、小麦、通草，先用旺火煮沸，再改用小火熬煮至粥成，调入冰糖即可。

【功效】 促进消化，治疗胃痛。

～◇◇◇ 安神敛虚，治疗盗汗、多汗 ◇◇◇～

治病食方

茭白小麦粥▼

配方 面粉100克，茭白250克，盐2克。

制作过程 ❶ 将茭白肉切成细丁；面粉放入碗内，用温水调成糊状。❷ 锅中倒入沸水，倒入面粉糊、茭白丁搅匀，煮至粥稠调味即可。

【功效】 止汗，利水，化湿。

养心益肾，防治心血管疾病

治病食方

小麦豆角粥

配方 小麦150克，豆角、白糖各50克。

制作过程 ❶ 将小麦用冷水浸泡2小时，捞出。豆角择洗干净。❷ 取锅加入约1500毫升冷水，放入小麦，用旺火煮沸，打去浮沫，放入豆角，改用小火熬煮约1小时，并不断搅动，以防粘锅。❸ 待小麦开花、豆角烂熟时下入白糖，再稍焖片刻，即可。

【功效】 调理脾肾，保护血管。

养心益肝，治疗肥胖症

治病食方

黑豆小麦煎

配方 小麦50克，黑豆30克。

制作过程 ❶ 将黑豆浸泡4小时；小麦淘洗干净。❷ 将黑豆、小麦加水煎煮，去渣取汁饮用即可。

【功效】 养心益肝，清热止渴。

糯米 长寿米

　　糯米即糯稻碾出的米，俗称江米、元米，是我国人民经常食用的粮食之一。因其香糯黏滑，常被制成风味小吃，深受大家喜爱，又被称为"长寿米"。

中医属性

　　《本草纲目》认为，糯米能"暖脾胃，止虚寒泻痢，缩小便，收自汗，发痘疮"。

现代研究

　　糯米富含B族维生素，对脾胃虚寒、食欲不佳、腹胀腹泻有一定缓解作用。糯米含有蛋白质、脂肪、糖类、钙、磷、铁及淀粉等，为温补强壮、延年益寿之品，经常食用能有效改善慢性疲劳状况。糯米制成的酒，可用于滋补强身和治病。

营养宜忌

　　1.糯米食品宜加热后食用。
　　2.糯米性黏滞，难于消化，不宜一次食用过多。

营养治病

补虚养肾，治疗月经不调

治病食方

赤豆糯米粥

配方 糯米150克，赤豆50克，白糖10克，糖桂花适量。

制作过程 ① 将糯米淘洗干净，用冷水浸泡过夜。② 赤豆拣去杂质，洗净泡好，放入锅中加冷水，用小火煮至豆粒开花。③ 糯米放入另一锅中，加入冷水2000毫升，先用旺火煮沸，然后改小火煮至米透，加入煮好的赤豆继续煮至米粒开花，加白糖与糖桂花调匀即可。

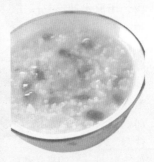

【功效】 利湿活血，调经止痛。适用于月经不调，对于孕妇小腹坠胀有治疗效果。

～ 养脾止泻，治疗急性肠炎 ～

🥄 治病食方

糯米蒸排骨

配方 糯米400克，猪排骨300克，豆豉末、香菜末各20克，蚝油30毫升，酱油15毫升，味精2克。

制作过程 ❶ 将排骨切成2厘米长的段，用凉水冲泡5分钟，捞出放碗中，加蚝油、味精腌渍3分钟，入蒸锅蒸10分钟。❷ 糯米用温水泡好，加入剩余的蚝油、酱油、豆豉末拌匀，入蒸锅蒸20分钟。❸ 把蒸好的排骨和糯米拌在一起，撒上香菜末即可。

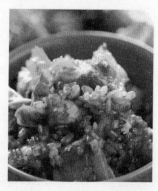

【功效】 温补，止泻。治疗急、慢性肠炎，结肠炎，胃肠功能紊乱等疾病。

莲子　水上人参

　　莲子，又名藕实、水芝、丹泽芝，在我国生产与使用已有3000多年的历史。莲子营养丰富，既是健身抗老、延年益寿的滋补佳品，又是功效显著的治病良药。

中医属性

　　《日华子本草》认为，莲子能"益气，止渴，助心，止痢。治腰痛，泄精"。

现代研究

　　莲子含有莲心碱等成分，具镇静、强心作用，并可促进胰腺分泌胰岛素，有助于睡眠，还能治疗口舌生疮。莲子中的钙、磷和钾含量非常高，不但可增进骨骼密度，对于防治骨质疏松意义重大。莲子含有丰富的磷，有益于精子的生成，对少精症有益。

营养宜忌

　　1.莲子以个大、饱满、无皱、整齐者为佳。
　　2.莲心可以用开水冲泡代茶饮，不影响功效。

营养治病

 益气和血，抗骨质疏松

治病食方

鲜莲鸡翅▼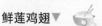

配方 鲜莲子150克，嫩鸡翅中250克，料酒25毫升，盐15克，味精2克，白糖3克，湿淀粉、食用碱各25克，鸡蛋清、葱、姜末各50克，香油10毫升，鸡清汤150毫升，淀粉10克，大油500克。

制作过程 ❶ 将鲜莲子剥去外衣，放入食用碱烧开的水中煮一下，搓掉外层红皮，捞出用温水冲洗干净，用刀切去两头，捅出莲心，用清水漂洗干净。❷ 将嫩鸡翅中剁成小块，放入碗内，用鸡蛋清、盐、淀粉拌匀，腌渍；将料酒、盐、味精、白糖、湿淀粉、鸡清汤放入碗内，兑成料汁。❸ 锅置火上，倒入大油，烧至五成热时，放入鲜莲子，滑透捞出，再放入鸡块，滑透起锅，沥净油。❹ 原锅中留少许油，烧热，用葱、姜炝锅，倒入莲子和鸡翅，随即烹入调好的料汁，翻炒均匀，淋入香油即可。

【功效】 养心安神，温中益气，抗骨质疏松。

镇静安神，改善心律不齐

治病食方

桂圆莲子粥▼

配方 莲子、桂圆肉各15克，糯米50克，红枣5颗，白糖少许。

制作过程 将糯米倒入锅内，加入红枣、莲子肉、桂圆肉、白糖，水适量，旺火烧沸，再用文火熬煮至熟即可。

【功效】 益心宁神。

益气宁心，抑制血压升高

治病食方

莲子丝瓜汤▼

配方 莲子、丝瓜各100克，猪胫骨500克，鸡油30毫升，葱、姜、胡椒粉、盐、鸡精、料酒各适量。

制作过程 ❶ 莲子去莲心；猪胫骨锤破。❷ 将莲子、猪胫骨、调料放炖锅内，加水烧沸，改文火炖40分钟，下丝瓜片，煮熟，加入调料即可。

【功效】 养心安神，降低血压。

～ 安神养心，治疗失眠 ～

🥢 治病食方

蜜汁红莲▼

【配方】 白莲子300克，白糖200克，枸杞、桂圆各15克，红枣5颗，猪油60克。

【制作过程】 ❶ 莲子用温水泡软，去尽莲心，用清水洗净；枸杞、桂圆洗净待用；红枣温水洗净，去核。❷ 砂锅置火上，放入莲子、红枣、枸杞、桂圆，加水烧开，用小火焖1小时，至莲子焖酥后，下白糖、大油，再用小火焖约20分钟，待汁干即可食用。

【功效】 健脾补肾，养心安神。适用于心悸失眠、肾虚遗精、尿频等患者食用。

百合 吉祥健康使者

百合，即指作为一味常用中药的野百合，因由数十片鳞茎瓣片相摆而成，故曰"百合"，长久以来被视为"团结、好合、团圆"的象征，是"吉祥健康使者"。

中医属性

传统医学认为，百合性平，味甘微苦，可补中益气，润肺止咳。干品作粉煮食有滋补营养之功，鲜品有镇静止咳之功。

现代研究

百合中含有百合苷，有镇静和催眠的作用。百合含有丰富的秋水仙碱，可用于痛风型关节痛的辅助治疗。百合的药效范围十分广泛，其中含有许多具有活性的生物碱，能抑制癌细胞增殖，有明显的抗癌作用。

营养宜忌

1.百合配合薏米食用，抗癌效果更佳。
2.脾胃虚寒，腹泻便溏之人忌食。

营养治病

清热安神，治疗痛风

治病食方

百合粥▼

配方 百合、粳米各100克，冰糖10克。

制作过程 ❶ 将百合冲洗干净，逐瓣掰开，放入沸水锅中略氽后捞出，再用冷水浸泡半小时。❷ 粳米淘洗干净，用冷水浸泡半小时，捞出沥干水分。❸ 锅中加入冷水，将粳米放入，用旺火烧沸后加入百合，改用小火熬煮成粥。❹ 粥内加入冰糖调匀，再稍焖片刻即可。

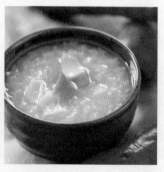

【功效】 滋补强壮，治疗痛风。

补中益气，防癌抗癌

治病食方

枸杞百合莲花汤▼

配方 百合100克，莲子、黄花菜各50克，枸杞10克，冰糖30克，高汤500毫升。

制作过程 ❶ 莲子去心，煮熟。❷ 锅中加入高汤、百合、黄花菜、枸杞、莲子冰糖，待汤开后即可。

【功效】 防癌抗癌。

健脾和胃，防治胃病

治病食方

芦笋百合炒明虾▼

配方 百合、芦笋各200克，大虾100克，盐、味精、白糖、湿淀粉、色拉油、葱花、蒜片各适量。

制作过程 ❶ 将芦笋切段；大虾焯水。❷ 锅中油烧至七成热，放葱花、蒜片炝锅爆香，放入芦笋、百合、大虾同炒，加调料翻炒，勾芡即可。

【功效】 补充营养，治疗胃病。

宁心润肺，提高免疫力

治病食方

芡实百合煲▼

配方 百合、芡实各150克，鲜虾仁30克，洋葱、芹菜粒、胡萝卜粒各少许，盐适量。

制作过程 ❶ 将百合、芡实、虾仁分别用开水焯过捞出，用清水漂后入煲，注入清水煮10分钟。❷ 放上洋葱、芹菜粒、胡萝卜粒，加盐调味后，再焖上5分钟即可。

【功效】 滋阴、润肺、生津，提高机体抗病能力。

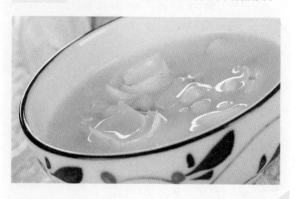

清心安神，治疗失眠

治病食方

荠菜百合粥 ▼

配方　百合、荠菜各35克，粳米150克，白糖15克。

制作过程　❶ 荠菜洗净，切成细末；百合洗净，撕成瓣状。❷ 粳米、百合放入锅内，加入适量冷水，置旺火上烧沸，再用小火煮半小时，放入荠菜末，下白糖拌匀，再次烧沸即可。

【功效】　增强抵抗力，治疗失眠。

百年好合 ▼

配方　干百合250克，莲子200克，白糖150克。

制作过程　❶ 将百合用清水浸发好，和莲子同放在瓦钵内，加入开水、白糖，入笼里蒸至起粉，取出放在汤碗里。❷ 将锅洗干净，注入开水、白糖，待糖溶解后倒入汤碗里即可。

【功效】　改善睡眠质量。

鹌鹑蛋 卵中佳品

鹌鹑蛋，别名鹑鸟蛋，与鹌鹑肉一样，历来都是食物中的珍品，在古代为帝王将相专门食用，素有"宫廷珍贵食品"之称。

中医属性

传统医学认为，鹌鹑蛋味甘，性平，有补益气血、强身健脑、丰肌泽肤等功效。

现代研究

鹌鹑蛋中所含丰富的卵磷脂和脑磷脂，是高级神经活动不可缺少的营养物质，具有健脑的作用。鹌鹑蛋还含有能降血压的芦丁等物质，可辅助治疗浮肿、肥胖型高血压、糖尿病、贫血、肝肥大、肝硬化、肝腹水等多种疾病，是心血管病患者的理想滋补品。

营养宜忌

1.鹌鹑蛋对心血管病患者有食疗功效，但不宜过多食用，建议每次食用3~5个。

2.鹌鹑蛋与银耳一同食用，可以发挥食疗功效。

营养治病

和胃除湿，治疗慢性胃炎

治病食方

虾仁鹌鹑蛋汤

配方 鹌鹑蛋30个，虾仁50克，娃娃菜50克，料酒15毫升，盐4克，味精1克，香油10克，水淀粉、葱末、姜末、植物油各适量。

制作过程 ❶将虾仁加少许料酒、盐、水淀粉拌匀。❷鹌鹑蛋打入碗内，加少许盐搅匀。❸炒锅置旺火上放油，待油热后放入鹌鹑蛋液煸炒，然后加水煮约15分钟，再放入虾仁、娃娃菜，加上料酒、葱末、姜末、味精，调味后淋入香油即可。

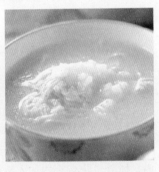

【功效】 治疗胃溃疡。

补益五脏，治疗皮肤过敏

治病食方

红枣鹌鹑蛋汤▼

配方 鹌鹑蛋4个，红枣4颗，白糖15克。

制作过程 ❶ 将红枣洗净，去核；鹌鹑蛋煮熟，去外壳。❷ 将红枣放入炖锅内，加水300毫升，置武火上烧沸，放入鹌鹑蛋，加入白糖即可。

【功效】 补气血，润肌肤，减少皱纹。

润肺健脾，治疗支气管哮喘

治病食方

茯苓鹌鹑蛋汤▼

配方 鹌鹑蛋5个，茯苓20克，白糖15克。

制作过程 ❶ 将茯苓研成细粉；鹌鹑蛋打入碗内，搅散。❷ 炖锅内加入清水500毫升，用中火烧沸，将茯苓粉和鹌鹑蛋边搅边倒入沸水中，同时加入白糖，熟透后即可。

【功效】 益脾和胃、止咳停喘。

黄鱼　圣品家鱼

黄鱼，也叫黄花鱼，古又称石首鱼。黄鱼有大、小黄鱼之分，大、小黄鱼和带鱼一起也被称为中国三大海产，其产量较其他鱼类高得多。

中医属性

《本草经疏》有载："石首鱼，能开胃，胃气开则饮食增，五脏皆得所养，而气自益矣.'"

现代研究

黄鱼中含有的视黄醇，即维生素A，可保护视力，防治夜盲症。黄鱼富含微量元素硒，能清除人体代谢产生的自由基，延缓衰老，防治各种癌症。黄鱼所含N-3脂酸具有影响人体脂质代谢的作用，能积极防止动脉硬化和冠心病的发生。

营养宜忌

1.夏季临近黄鱼的产卵期，此时食用味道更鲜，营养价值更高。

2.黄鱼不可用牛、羊油煎炸食用。

营养治病

清热养心，预防癌症

治病食方

香菇鱼肉羹 ▼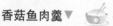

配方 黄鱼400克，香菇50克，高汤500毫升，姜、葱各10克，料酒6毫升，盐2克，湿淀粉适量。

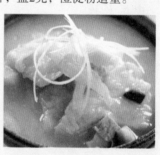

制作过程 ❶ 将姜切成片，留一片待用，其余斩成姜泥，撒上一点清水，挤成姜汁；葱切成末。❷ 黄鱼洗净，抹干水分，加料酒抹匀，上笼加姜蒸熟，冷却后拆骨、取肉。❸ 香菇用温水泡开，去蒂洗净，切碎。❹ 高汤加入汤锅内烧开，下香菇、姜汁、鱼肉，煮沸5~8分钟，加盐调味，用湿淀粉勾稀茨，放入葱末拌匀即可。

【功效】 提高免疫力，防癌抗癌。

健脑安神，提高记忆力

治病食方

熬黄鱼▼

配方　黄鱼1000克，猪肉、青蒜段各100克，姜、葱各15克，料酒20毫升，醋15毫升，酱油、香油各10毫升，盐、植物油、清汤各适量。

制作过程　① 黄鱼去鳞、内脏及鳃，洗净，在鱼峰两面剖斜直刀，用盐腌渍；猪肉切丝。② 锅内入油烧至六成热，下葱段、姜片爆炒，倒入肉丝煸至断血，放入料酒、醋，加入酱

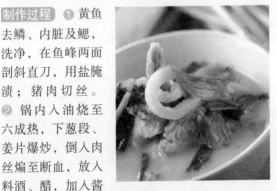

油、清汤、盐，烧至沸，将鱼入锅内小火熬20分钟，撒上青蒜，淋上香油即可。

【功效】　健脑安神，提高记忆力。

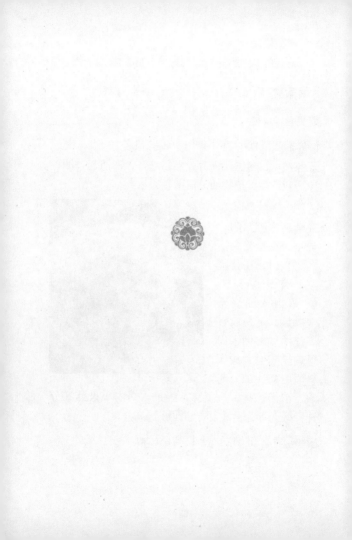